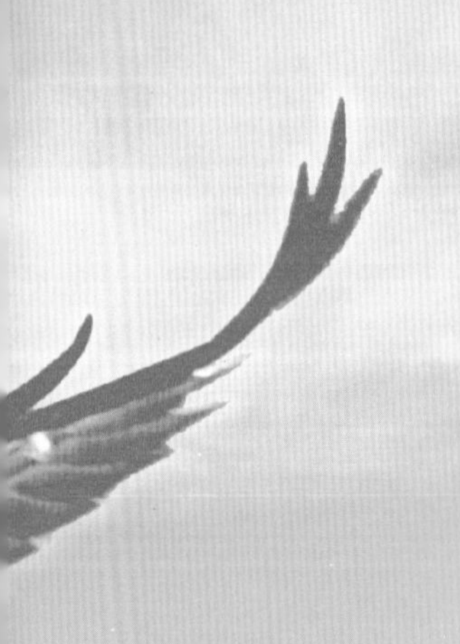

大展好書　好書大展

品嘗好書　冠群可期

大展好書　好書大展

品嘗好書　冠群可期

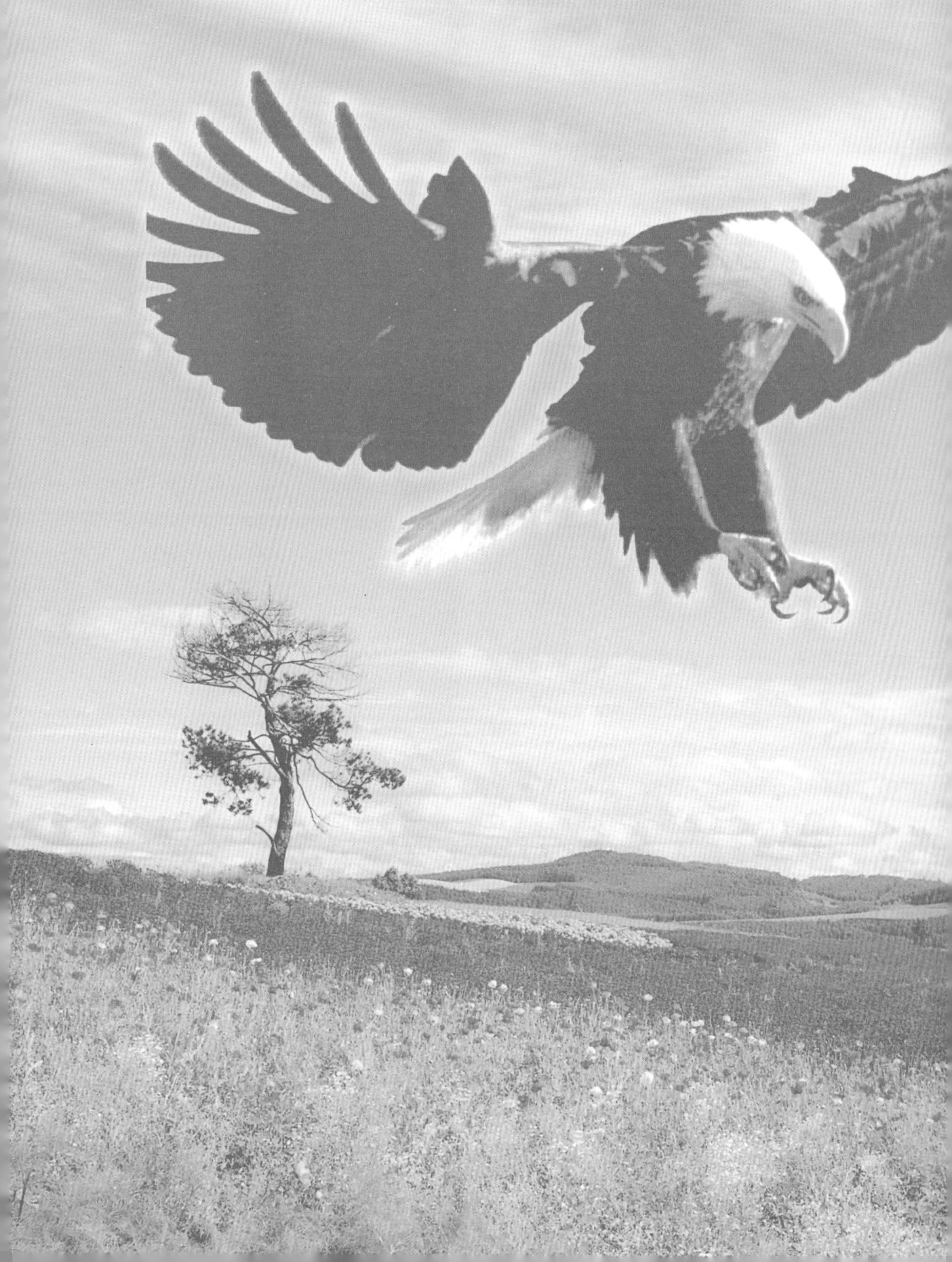

健康加油站40

前列腺健康診療

（攝護腺）

劉淑玉 編著

大展出版社有限公司

前　言

根據統計數據顯示，男性在五十歲後有前列腺（攝護腺）肥大的傾向，而且隨著年齡增加，罹患率攀升。前列腺疾病可說是男性更年期障礙之一，是常見的老人病。

前列腺肥大又稱前列腺增生症，主要症狀為排尿困難，隨著人類壽命的延長，患者數逐年增加。

早期有排尿功能障礙，中期會出現明顯的殘尿，晚期則會損傷腎功能，尤其前列腺肥大所引起的夜間頻尿，對於行動不便的老年人更是一大困擾。

所幸，現在對於前列腺的治療相當進步，有各種治療法能治癒或改善症狀，不過，早期發現早期治療最重要。

除了接受治療外，也要過著規律正常的生活，攝取均衡的營養，從事適度的運動，避免過度抽菸、喝酒，也要節制性生活。

一旦感覺排尿異常，就要去看泌尿科，不要因為難為情而延誤就醫。前列腺肥大症也隱藏著罹患前列腺癌的危機，不可掉以輕心。

世界衛生組織指出，構成健康的四大元素中，父母遺傳佔十五％、醫療環境佔８％、自然環境佔十七％、個人生活方式佔六十％。

換言之，生活方式是健康與否的關鍵。不規律的日常生活或飲食習慣，會降低免疫力，引發各種疾病。

本書介紹前列腺疾病的種類與治療法，同時提供一些食療，希望對讀者有所助益。

目錄

前　言……三

第一章　急增的前列腺疾病

前列腺（攝護腺）的構造
✚前列腺是男性特有的生殖器官……二八
✚前列腺的內部……二九
前列腺的作用
✚前列腺的作用……三〇
✚具有控制排尿的作用……三一

五十歲層的人五人中有一人罹患前列腺肥大症

✚前列腺肥大症的典型初期症狀……三三
✚前列腺肥大症是男性更年期障礙之一……三四

伴隨高齡化增加的前列腺癌

✚前列腺癌患者不斷的增加……三五
✚前列腺癌增加的原因……三六
✚原因是性荷爾蒙嗎？……三七

除了前列腺肥大症外也可能出現排尿障礙

✚區分前列腺肥大症與前列腺癌的症狀……三八
✚自覺到頻尿或排尿困難時要接受檢查……三九

前列腺肥大症的特徵與原因

✚前列腺肥大症……四〇
✚肥大的原因——與年齡及性荷爾蒙有關……四一
✚為何會出現排尿困難與頻尿的症狀？……四二

目錄

✚男性的更年期障礙……四三
前列腺炎的特徵與原因
✚前列腺炎的種類……四四
✚急性前列腺炎……四五
✚急性前列腺炎的原因是尿路感染……四六
✚慢性前列腺炎……四六
✚慢性前列腺炎的原因……四七
✚前列腺痛……四七
前列腺結石的特徵與病因
✚前列腺結石……四八
✚前列腺結石的症狀……四九
✚前列腺結石的原因……四九
前列腺癌的特徵與原因
✚前列腺癌……五〇

✚前列腺癌的原因……五二
✚前列腺肥大是隱藏癌症的徵兆嗎？……五三

第二章　前列腺疾病的症狀

前列腺肥大症的症狀
✚前列腺肥大症的進行與症狀的變化……五六
✚前列腺肥大症的進行速度……五七
頻　尿
✚前列腺肥大症的頻尿與生理性頻尿的性質不同……五八
✚尿急……五九
✚頻尿的原因……六〇
解尿困難
✚等待開始排尿的時間變長……六一

+解尿困難的原因……六二
尿線異常
+何謂尿線異常……六三
+尿線異常的原因……六四
各種排尿困難症狀
+排尿困難的各種症狀……六五
+排尿時間延長……六六
+排尿中斷或排尿不順……六六
+排尿困難的原因……六七
殘　尿
+何謂殘尿……六八
+殘尿的原因……六九
+殘尿持續惡化時……七〇

尿失禁
✚尿失禁的種類……七一
✚前列腺肥大症引起的尿失禁……七二
尿滯留
✚也可能突然發生……七三
✚尿滯留會慢性化……七四
前列腺炎的症狀
✚急性細菌性前列腺炎的症狀……七五
✚慢性細菌性前列腺炎的症狀……七六
✚發炎性慢性骨盆疼痛症候群的症狀……七七
✚非發炎性慢性骨盆疼痛症候群的症狀……七七
✚慢性骨盆疼痛症候群的治療……七八
前列腺癌的症狀
✚疑似前列腺癌的症狀……七八

✚何謂血尿……八〇
✚前列腺癌與飲食……八一

引起排尿障礙、排尿困難的其他疾病

✚排尿障礙與排尿困難……八二
✚引起排尿障礙、排尿困難的疾病……八二
✚膀胱炎……八三
✚膀胱頸部硬化症……八四
✚尿道炎……八四
✚尿道狹窄……八五
✚尿路結石……八五
✚神經性頻尿……八六
✚神經性膀胱……八七
✚其他疾病……八八

第三章 前列腺疾病的檢查

一般檢查——問診
✚檢查的流程……九〇
✚問診的內容……九〇
✚接受問診時……九二
一般檢查——尿液檢查
✚檢查項目……九二
✚尿液檢查能掌握的事項……九三
✚接受尿液檢查前的注意事項……九四
✚根據排尿時的症狀與尿的性質所觀察到的疾病……九五
一般檢查——直腸觸診
✚進行何種檢查?……九六

✚直腸觸診能掌握的事項……九七
✚直腸觸診的界限……九八
一般檢查——血液檢查
✚血液檢查能掌握的事項……一〇〇
✚PSA測定……一〇一
精密檢查——超音波檢查
✚超音波檢查的種類……一〇三
✚超音波檢查能掌握的事項……一〇四
✚經直腸超音波診斷法的界限……一〇五
精密檢查——X光檢查
✚單純X光檢查……一〇七
✚經靜脈性尿路造影……一〇七
✚尿道造影……一〇八
✚CT檢查……一〇八

✚骨骼閃爍攝影……………………………一〇九
精密檢查——殘尿量測定
✚殘尿成為排尿障礙的指標…………………一一〇
✚神經排尿障礙……………………………一一一
✚殘尿量測定的方法…………………………一一一
精密檢查——尿路動力學
✚是何種檢查法呢?…………………………一一二
✚尿流量測定能掌握的事項…………………一一三
✚膀胱與尿道內壓曲線以及肌電圖測定能掌握的事項…一一四
精密檢查——膀胱與尿道檢查
✚內視鏡檢查…………………………………一一五
✚很少使用於前列腺肥大症的檢查上………一一六
精密檢查——前列腺切片檢查
✚是何種檢查?………………………………一一七

✚切片前後的準備……一一九
✚前列腺切片檢查能掌握的事項……一一九

第四章 前列腺疾病的治療

前列腺肥大症治療的基本
✚治療的基本……一二二
前列腺肥大症的藥物療法
✚藥物療法使用的藥物種類……一二三
前列腺肥大症手術療法的適用與種類
✚這些情況適合進行手術療法……一二七
✚手術療法的種類……一二七
前列腺肥大症的手術療法——內視鏡手術
✚何謂TURP?……一三〇
✚TURP的進行方式……一三二

✚TURP的界限……一三二
前列腺肥大症的手術療法——剖腹手術
✚剖腹手術的各種方式……一三四
✚剖腹手術的優缺點……一三五
前列腺肥大症的手術療法——雷射治療
✚何謂雷射治療？……一三六
✚VLAP……一三七
✚TULIP……一三七
前列腺肥大症的手術療法——溫熱療法
✚何謂溫熱療法？……一三八
✚溫熱療法的種類與界限……一三九
前列腺肥大症的中間治療
✚尿道支架留置法……一四〇
✚尿道氣球擴張術……一四一

前列腺炎的治療

✚急性前列腺炎以藥物療法為主……一四二
✚急性前列腺炎的藥物療法……一四三
✚慢性細菌性前列腺炎的治療……一四四
✚慢性細菌性前列腺炎的藥物療法……一四四
✚慢性非細菌性前列腺炎的治療……一四五
✚前列腺按摩……一四五

前列腺癌的治療

✚發現前列腺癌……一四六
✚荷爾蒙療法……一四七
✚手術療法……一四九
✚放射線療法……一五〇
✚治療法的選擇與生存年數……一五一
✚前列腺結石的治療……一五二

第五章 前列腺病患的日常生活

前列腺疾病惡化的原因與預防

+疾病惡化的原因……一五四
+前列腺癌無法預防嗎？……一五五

規律的生活與適度的運動

+規律正常的生活……一五六
+進行適度的運動……一五七

注意便秘

+便秘造成的影響……一五八
+消除便秘的方法……一五九

補給水分

+要適度補充水分……一六〇
+不可過度減少水分……一六一

避免飲酒過量
✚為什麼要控制酒量……一六二
✚正確的飲酒法……一六三
不可過度憋尿
✚前列腺肥大症的尿滯留原因有兩種……一六四
✚過度憋尿的不良影響……一六五
泡澡的效用
✚避免下半身寒冷……一六六
✚泡澡的其他效用……一六七
避免久坐
✚前列腺肥大症與慢性前列腺炎是一種職業病……一六八
✚改善血液循環，減少膀胱的負擔……一六九
飲食的工夫
✚問題不在食物而在吃法……一七〇

✚建議的食品……一七一

注意藥物的強化作用與複合作用

✚α_1受體阻斷劑不只是用來治療前列腺的藥物……一七三
✚糖尿病與前列腺疾病……一七四

前列腺手術的後遺症與日常生活

✚伴隨治療產生的副作用與後遺症……一七五
✚前列腺肥大症的手術……一七六
✚前列腺癌的手術……一七六
✚尿失禁對策……一七七
✚性功能障礙的想法與對策……一七九

前列腺肥大症的劃時代手術療法

✚藥物療法與手術療法……一八〇
✚經尿道前列腺切除術的優點……一八一

兼具治療與預防效果的中藥
✚前列腺肥大症是中老年男性的宿命……一八四
✚期待八味丸的效果……一八五

第六章　前列腺疾病的食療

對前列腺疾病有效的食品
✚綠茶……一八八
✚番茄……一八九
✚紅酒……一八九
✚南瓜籽……一九〇
前列腺疾病的養生茶
✚通閉茶……一九〇
✚行氣茶……一九一

✚白茅根茶……一九一
✚二紫通尿茶……一九二
✚排毒茶……一九二
✚爵床紅棗湯……一九三
✚甘蔗白藕汁……一九三
✚玉米鬚車錢飲……一九三
✚玉米鬚香蕉皮飲……一九四
✚紅豆西瓜湯……一九四
✚蘿蔔葉汁……一九五
✚甘蓮綠茶……一九五
✚絲瓜綠茶……一九六
✚金錢玉米綠茶……一九六
✚通草小麥綠茶……一九七
✚白茅根綠茶……一九七

✚藤瓜綠茶……………………一九八
✚雙紅飲……………………一九八
✚蠶豆殼紅茶……………………一九九
✚紅茶豆皮飲……………………一九九

前列腺疾病的養生食譜

✚和風雞肉捲……………………二〇〇
✚白腐紅鮭……………………二〇〇
✚梅汁南瓜……………………二〇一
✚南瓜天婦羅……………………二〇一
✚山藥南瓜湯……………………二〇二
✚大排蘑菇湯……………………二〇三
✚帶絲湯……………………二〇四
✚綠豆南瓜湯……………………二〇四
✚茉莉銀耳湯……………………二〇五

✚馬齒莧綠豆湯……………………二〇六
✚玉米汁鯽魚湯……………………二〇六
✚魩仔魚珊瑚盅……………………二〇七
✚蒲公英桃仁粥……………………二〇七
✚核桃芡實粥………………………二〇八
✚小米牡蠣粥………………………二〇八
✚三鮮湯麵…………………………二〇九
✚蝦仁鱔魚湯麵……………………二〇九
✚黑芝麻薏苡仁羹…………………二一〇
✚甜椒肉餅…………………………二一一
✚小米蹄雀肉羹……………………二一一
✚花生核桃山楂糊…………………二一二
✚荷葉三豆飲………………………二一三
✚肉燜豌豆…………………………二一三

✚茄汁豌豆炒飯……二一四
✚三豆蜜糕……二一五
✚山藥桂花泥……二一五

第七章　前列腺疾病Q＆A

Q1：何謂前列腺？……二一八
Q2：何謂前列腺肥大症？……二一八
Q3：前列腺肥大症的主要症狀有哪些？……二一九
Q4：前列腺肥大症的治療一定要開刀嗎？……二一九
Q5：前列腺癌是如何形成的？……二二〇
Q6：前列腺癌有哪些臨床症狀？……二二〇
Q7：診斷前列腺癌的方法有哪些？……二二一
Q8：前列腺癌有哪些治療法？……二二一

Q9：如何從飲食來預防前列腺癌？……………………二三一
Q10：前列腺疾病患者要遠離哪些食物？………………二三三

第一章　急增的前列腺疾病

前列腺（攝護腺）的構造

✚前列腺是男性特有的生殖器官

前列腺（Prostate），是與生殖有密切關係的器官，也能夠幫助排泄。攝護腺位於膀胱頸正前下方，包圍著尿道，前後被恥骨與直腸包挾，所以叫前列腺。

前列腺位於膀胱出口與尿道交接地方，可以說是位在肚子下面，往下摸到最底下的骨頭後方。

這個部位，不論男女都是泌尿器官與內生殖器相鄰，男性是精囊和前列腺分別在膀胱的內側與下方，女性則是子宮與陰道分別在大致相同的位置。

前列腺的形狀如同栗子，上寬下窄，為倒三角形。一般成人大小為三×四×二公分，重約二十公克。

中央有尿道貫穿。尿道的內側有射精管，膀胱下方的兩側有來自於精囊的

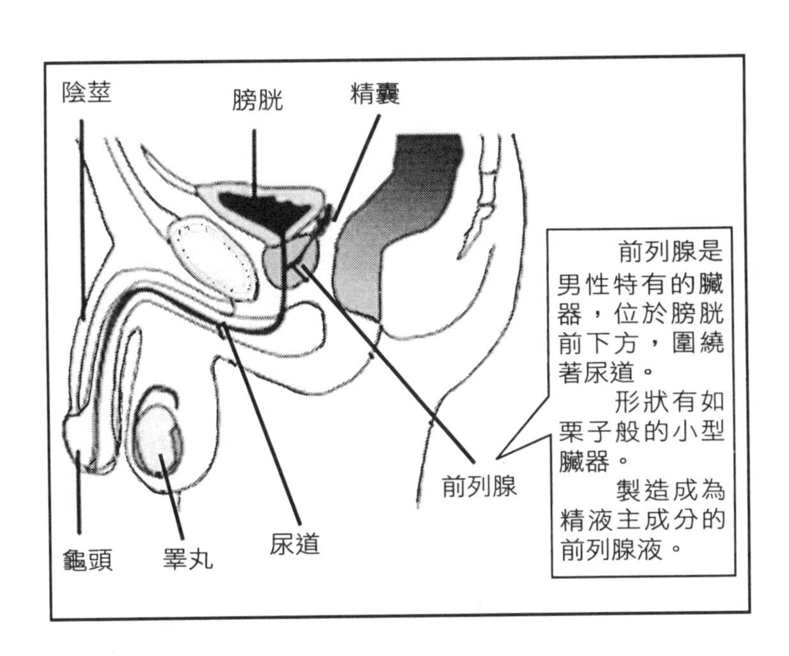

精囊管，這些在前列腺中與尿道互相串連。前列腺的正下方為尿道外括約肌。

通常，尿道外括約肌可藉由意志加以控制，因此能夠順暢的止尿或排尿。在膀胱出口的前列腺也與尿的排出有關。

✚前列腺的內部

前列腺可分為前葉、中葉、後葉、兩側葉（左、右），共五葉。

前葉是指尿道的前方部分，由纖維質和肌肉組織（平滑肌）

構成。

中葉是指尿道後方的部分，有來自於精巢（睪丸）的射精管通過。是腺組織豐富的部分。

後葉是指中葉的後方部分，即前列腺的背後。與直腸相連，會碰觸到直腸壁，腫瘤容易在此部分形成。

兩側葉是指圍繞尿道左右較大的部分。接近尿道處稱為內腺，接近前列腺表皮處稱為外腺。

攝護腺肥大是指內腺部增大，而腫瘤（癌症）則容易在外部形成。

前列腺的作用

✚前列腺的作用

前列腺是一種男性體內的腺體，會製造並分泌精液的成分之一前列腺液，精液就是透過此液體輸送，與生殖有密切關係。

在青春期時，前列腺藉由男性荷爾蒙睪丸素的作用分泌前列腺液。

前列腺液與精囊分泌的精囊液一起成為精液的液體部分，即所謂的精漿。精漿中的三分之一為前列腺液。

由睪丸製造出來的精子，經過射精管釋出到尿道中，這時，混合精漿成為精液。

前列腺是由製造精液成分的前列腺液的「腺」部，以及加以支撐的纖維和肌肉組成的「間質」部所形成。腺與間質的比例為七比一。

前列腺液的成分，包括前列腺素、枸櫞酸、酸性磷酸酯酶、精胺、鋅、鎂、鈣等。這些除了能夠濃縮或溶解精漿、保護精子免於雜菌侵襲、提供營養之外，也具備維持授精力的作用。

✚具有控制排尿的作用

前列腺位於膀胱的出口，其附近（稱為膀胱頸部）有受到交感神經與副交感神經支配的肌肉。控制尿液流出的主要是尿道括約肌，而前列腺內的平滑肌也能防止漏尿。

尿道括約肌與前列腺相連，射精時緊縮，避免精液逆流回膀胱內。

這兩大作用都與前列腺有關。

五十歲層的人五人中有一人罹患前列腺肥大症

✚前列腺肥大症的典型初期症狀

前列腺肥大症的主要症狀為排尿障礙，是男性特有的更年期障礙之一。

頻頻上廁所的情況稱為頻尿，只有夜晚才出現頻尿的情形，稱為夜間頻尿，相反的，只有白天出現頻尿的情形，稱為日間頻尿。

一旦產生尿意就無法忍受，稱為尿急。年輕時，稍微忍耐一下，即可減輕尿意，但是上了年紀後，尿意一旦出現就不易去除。

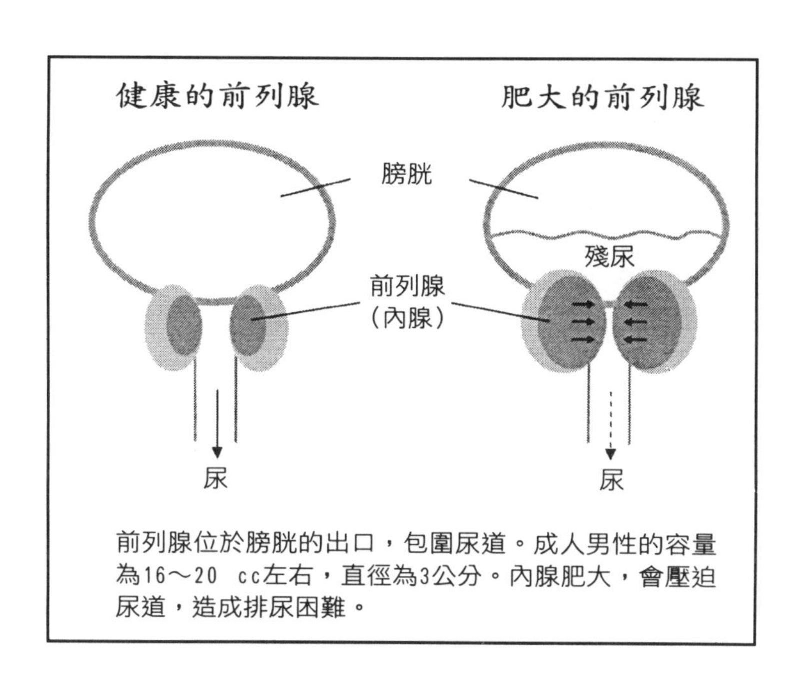

前列腺位於膀胱的出口，包圍尿道。成人男性的容量為16～20　cc左右，直徑為3公分。內腺肥大，會壓迫尿道，造成排尿困難。

出現頻尿與尿急時，可以推測可能罹患前列腺肥大症。若未出現殘尿或失禁現象，則應該算是膀胱刺激期的初期階段。

膀胱刺激期會出現排尿不順的排尿困難現象。

排尿困難有幾種狀況。例如，尿勢較弱，是指尿的釋出力減弱，滴滴答答的排尿，是指尿線細小。要花較長的時間才能開始排尿，稱為解尿困難。到排尿結束為止要花較長時間，則是排尿時間延長。

前列腺肥大症的症狀，未必

會依一定的順序出現，可能在某一天突然出現排尿困難或閉尿（尿滯留）等嚴重症狀。

✚前列腺肥大症是男性更年期障礙之一

男性而言，尿道就是在泌尿道末端負責將尿液自膀胱經由陰莖排出體外的管道。如果男性的泌尿道部位發生問題，便會出現小便困難的現象。

男性過了中年後，罹患前列腺肥大症的機率很高。是增齡現象之一。就如同牙齒衰弱、視力衰退一樣，是隨著增齡而出現的現象之一。

有些國家對死亡的男性進行病理解剖，發現四十五歲的人有二成出現前列腺肥大的情形，到五十五歲時為四成，六十五歲後為六成以上。這些人未必會接受前列腺肥大症的治療。

根據調查結果顯示，五十歲以上的男性，五人中有一人罹患前列腺肥大症。過了六十歲後會急增，因此，有人認為它是男性的更年期障礙之一。

伴隨高齡化增加的前列腺癌

✚前列腺癌患者不斷的增加

在前列腺的各種疾病中，特別要注意的就是肥大、發炎（感染症）及惡性腫瘤（癌症）。

前列腺肥大症會伴隨增齡而出現，不見得所有的肥大都是病態。如果未出現排尿困難惡化、尿滯留或其他毛病與痛苦，就不必接受治療。

前列腺若遭細菌感染，可分為急性與慢性前列腺炎。急性前列腺炎多半因為感染所致，中年以上的人容易出現。有發熱、小便疼痛、小便困難、頻尿、膀胱脹痛、肛門有灼熱感、勃起刺痛及遺精等現象。

慢性前列腺炎與年齡無關，只要早期找到發炎的原因，就不必擔心了。患者有會陰部及肛門壓迫感，癢的感覺、腰痛、頻尿、尿道灼熱、射精疼痛、下腹悶脹、睪丸酸痛，有血精症狀，出現性神經衰弱，陽痿早洩。

最近急增的前列腺癌，也是前列腺疾病中需要注意的疾病之一。就發生率而言，六十歲層的人有二成罹患前列腺癌。雖然患者數較前列腺肥大症來得少，但其病患人數急增，卻是不容否認的事實。

通常，五十歲層的人較容易發現前列腺癌，尤其六十五歲以上的患者，八成都被診斷為前列腺癌。換言之，前列腺癌是典型的高齡癌症之一。

前列腺癌增加的原因

前列腺癌患者增加的原因，首先是因為人口高齡化。九十八%的患者為五十五歲以上的男性。

在美國一直是男性前列腺癌的首位，其死亡率僅次於肺癌。台灣近年來隨著飲食西式化的改變，脂肪攝取量增加，前列腺癌於近幾年也漸漸進入男性十大癌症之一，僅次於肺癌及結腸癌。

高脂肪食容易引起高血脂症與糖尿病等代謝系統障礙的生活習慣病，也會紊亂荷爾蒙平衡，促進細胞癌化。

所幸，拜診斷技術的提升，能夠早期發現早期治療。

前列腺癌由於症狀不顯著，幾乎九十%的前列腺癌在偵測到時，已超過最易治療的階段。

✚原因是性荷爾蒙嗎？

前列腺癌的早期症狀包括：尿液有血、排尿開始時有困難、夜晚排尿次數增多、排尿有灼熱感。

前列腺癌的發生率，歐美與亞洲地區大不同。一般認為具有人種差，亦即遺傳要因。但是居住在夏威夷的日裔，其前列腺癌的發生率介於日本人與美國人的平均值之間，因此，也注意到飲食生活與生活環境等要因。

前列腺癌的發生率以美國的黑人居冠。與白人相比，黑人的血中性荷爾蒙（睪丸素）高出十五%。這個荷爾蒙是罹患前列腺癌的危險因子之一，也是前列腺肥大的原因之一。

除了前列腺肥大症外也可能出現排尿障礙

✚區分前列腺肥大症與前列腺癌的症狀

在排尿時，容易出現前列腺疾病的症狀。尤其前列腺肥大症和前列腺癌的症狀十分相似。

前列腺癌發生於前列腺邊緣附近，尤其與直腸相接部位的癌症，距離尿道較遠，早期不易出現症狀，一旦病情惡化，會出現排尿障礙等症狀。

前列腺肥大症是指，在前列腺內側接近尿道的部位出現異常肥大的症狀，初期就會出現膀胱障礙。

前列腺肥大症的症狀，包括夜晚頻尿、排尿次數驟增、排尿困難等，症狀如下。

①才剛上完廁所又馬上想上廁所：頻尿（排尿次數驟增）。

②半夜起來上廁所二、三次：夜間頻尿。

③一旦產生尿意就無法忍耐：尿急。

④無法忍耐，甚至途中就漏尿：尿失禁。

⑤感覺尿沒有完全排出：殘尿感。

前列腺癌也會出現這些症狀，除此之外，還會出現血尿，即尿中帶血的情形。前列腺癌進行速度較慢，初期階段幾乎沒有症狀。

雖然前列腺肥大症與前列腺癌是不同的疾病，但是過了五十歲後，兩種疾病的患者增加，尤其六十歲後急增。

✚自覺到頻尿或排尿困難時要接受檢查

進入中老年後，容易出現頻尿或排尿困難症狀，但是，不要自行任意判斷為前列腺肥大症。

自覺到頻尿或排尿困難時，要去看泌尿科。前列腺肥大症與前列腺癌有很多共通症狀，必須正確區分。

就算醫師診斷為前列腺癌，只要早期治療，治癒率也很高。

前列腺疾病並非罕見疾病。出現排尿困難等症狀時，不僅會造成身體不適，也會影響工作等社會生活或日常生活。

為了預防與延緩發病，要培養正確的知識，藉由適當的治療，改善疾病，維持生活品質，使身心都達到健康狀態。

前列腺肥大症的特徵與原因

✚前列腺肥大症

前列腺肥大症是指，內部尿道周圍的內腺組織過剩形成，壓迫尿道和膀胱而引起。

前列腺既然稱之為腺，原本就是腺組織（製造分泌各種液狀物質的組織）的集合體，與尿道相連。

前列腺肥大症是指，從膀胱到精丘沿著尿道部分的腺組織增殖（過度形成），產生結節，壓迫尿道，使尿道變窄。

肥大結節是以腺組織為主，並結合膠原蛋白纖維與平滑肌纖維等的間質而形成。

腺成分較多者稱為腺體增生，間質成分較多者稱為間質增生，兩者皆多稱為腺體間質增生。

肥大的原因——與年齡及性荷爾蒙有關

引起增生的原因，有男性荷爾蒙說、上皮與間質相互作用說、幹細胞控制異常說、女性荷爾蒙說等各種假設，目前還無法完全了解。不過，可以確信的是，與增齡和性荷爾蒙有關。

男性進入中老年後，發病率增加，且隨著增齡發病率急速上升，因此，認為肥大症與增齡有關。

此外，在青春期前因為意外事故或生病而失去睪丸的男性，以及精巢（睪丸）無法發揮作用的男性，即使上了年紀，也不會罹患前列腺肥大症或前列腺癌，因此，認為肥大症與性荷爾蒙有關。

至於與女性荷爾蒙有關，是因為隨著老化，男性的精巢功能降低，前列腺內的女性荷爾蒙雌激素增加，而雌激素與間質的增加有關。根據實驗報告顯示，投與狗雌激素，會出現前列腺肥大症。

✚為何會出現排尿困難與頻尿的症狀？

前列腺與排尿的過程沒有直接的關聯性，但由於前列腺包圍在尿道離開膀胱處四周，因此，前列腺當會對尿道造成影響，並可能導致男性泌尿功能障礙。

前列腺肥大症的主要症狀是排尿困難和頻尿。

排尿困難，是因為前列腺內部的肥大結節造成機械性壓迫所致。

至於頻尿，原因之一是增齡造成抗利尿荷爾蒙的分泌減少，夜間尿量增加，出現頻尿。另一個原因是，前列腺內的平滑肌對交感神經的刺激產生過剩反應，持續出現緊張狀態，刺激膀胱而造成。當然，肥大前列腺的壓迫刺激也是一大原因。

男性的更年期障礙

原本更年期障礙是迎向停經的女性所出現的各種失調症狀，例如頭痛、耳鳴、心悸、肩膀酸痛、焦躁等，是荷爾蒙平衡失調所致，一般人認為是女性特有的症狀。

但是，男性過了五十歲後，容易出現性功能減退、心臟神經症、抗壓性降低等症狀。結果會引發頭痛、腹痛、倦怠、慾望減退、憂鬱狀態等身心症。

前列腺肥大症等有急增的趨勢，被視為是男性更年期障礙。也可以說是男性荷爾蒙失調所致，但是，目前真正原因不明。

並非所有男性在前列腺變肥大時都會出現討厭的症狀，如果你已經超過五十歲，請務必定期找醫生檢查前列腺狀況。

前列腺炎的特徵與原因

✚前列腺炎的種類

前列腺炎有二種感染來源，一是細菌或其它病原的感染，二是血液循環不良所引起的瘀血性前列腺炎。

前列腺炎大致分為急性前列腺炎和慢性前列腺炎。都是與感染有關的發炎症狀，不過，依急性和慢性的不同，病情和症狀也各不相同。

通常，急性前列腺炎的原因為感染症，而慢性前列腺炎的原因有很多種。

慢性前列腺炎依原因的不同，又可分為慢性細菌性前列腺炎、慢性非細菌性前列腺炎及前列腺痛三種。

最近，又將慢性非細菌性前列腺炎的慢性骨盆疼痛症候群，細分為發炎性慢性骨盆疼痛症候群，與非發炎性慢性骨盆疼痛症候群。而前列腺痛則包含於非發炎性的症候群中。

✚急性前列腺炎

急性前列腺炎是指，在尿路受到感染或易感染的狀態下，感染的原因菌經由尿路進入前列腺而引發的症狀。中老年人容易發生。

原因菌包括葡萄球菌、大腸菌等普通細菌，以及結核菌、真菌、性感染症的原因菌。

急性前列腺炎從感染到發病大約三～四天，輕度時，會在會陰部（睪丸與肛門之間）或鼠蹊部（下腹部與大腿根部之間）出現不適感（或輕微的疼痛），還有排尿時的不適感（或輕微的疼痛）及殘尿感等。

發炎惡化時，會出現劇烈的下腹痛、排尿痛、發燒、全身倦怠、畏寒顫慄等症狀，尿中摻雜膿，必須要住院接受治療。

✚急性前列腺炎的原因是尿路感染

整個下腹部都浸泡在汙水中、用不潔的手觸摸陰部、尿道附近的皮膚病灶造成感染等，都是引起尿路感染的原因。此外，尿道炎、尿路狹窄、急性副睪丸炎等，也會造成逆行感染。

另外，因為手術或重大傷害而將導管長期置留於尿道內，或使用消毒不完全的器具進行膀胱鏡檢查或前列腺切片檢查，也會出現感染。這些稱為醫源性感染（因為醫療行為造成的感染）。

至於導管長期置留體內而造成的感染，容易發生在老年人或免疫力降低的重病患者身上。像糖尿病或癌末患者就是很好的例子。

✚慢性前列腺炎

急性前列腺炎的病情和症狀很清楚，但是慢性前列腺炎沒有一定的症狀，且強度起伏不定，會伴隨出現不定愁訴。

患者的年齡層廣泛，從未成年到老年都可能罹患，這一點也和急性前列腺炎不同。

雖說沒有一定的症狀，但是，很多人感覺到下腹部、會陰部或鼠蹊部（腹股溝部）不適或輕微的疼痛。也會出現下半背痛、排尿痛、排尿困難、尿急、頻尿及灼熱感等類似前列腺肥大症的症狀，但都只是輕度症狀。

✚慢性前列腺炎的原因

慢性前列腺炎非常不容易發現病原菌，原因應該是細菌引起的發炎，但也可能是心因性造成的，疲勞或壓力也是誘因。

✚前列腺痛

在分類上，前列腺痛被歸類為前列腺炎。就算接受檢查，也不會發現發炎特有的徵兆，即白血球數增加或CRP（C反應性蛋白）上升，而且沒有發燒。觸摸時感覺疼痛，但是不會出現自發痛。雖然出現尿急、排尿困難、尿勢細弱等症狀，可是前列腺本身無異常。

原因包括精神要因說、膀胱或前列腺的平滑肌與括約肌過度緊張說、痔瘡疾病併發說、骨盆內瘀血說（血液循環障礙）等。

前列腺結石的特徵與原因

✚前列腺結石

一般人認為結石會引起劇痛，但是，前列腺結石不會產生疼痛。

前列腺結石是指前列腺內部形成的結石。如果是膀胱結石或尿路結石下降通過前列腺中進入尿道的結石，則不能算是前列腺結石。

結石可能是一個或數個散置，可能是細的結石大量蓄積。大小從數毫米到三公分以上不等。

成分幾乎都是磷酸鈣，也包括少量的碳酸鈣、草酸鈣、蛋白質、膽固醇、檸檬酸等。

五十歲左右的男性，八成會出現前列腺結石。雖說與特定的疾病無關，但是前列腺肥大症的人，其內腺與外腺之間以及外腺中經常發現結石。

前列腺結石的症狀

前列腺結石不會產生疼痛。但是，當結石加上感染時，就會出現頻尿、排尿困難、排尿痛、會陰部不適、殘尿等各種症狀。此外，通常是在接受前列腺肥大症、前列腺癌、尿路狹窄等的檢查時（電腦斷層掃描或超音波檢查）發現結石。

前列腺結石本身幾乎沒有症狀。偶爾精液中摻雜著血，出現射精痛、血尿等，但是發生率極低，因此，很少對結石進行治療。

前列腺結石的原因

結石是，前列腺內的澱粉樣小體中沉著無機鹽而形成。另外，發炎時檸檬酸減少，磷酸鈣沉著，也會產生結石。

很多人認為結石務必要取出，否則會令人忐忑不安。但是，除非結石會妨礙器官的功能（腎結石等），阻礙分泌液或尿的流動（膽囊結石、輸尿管結石、尿道結石等）或伴隨劇痛，否則在沒有對身體造成負擔前不需要去除結石。

前列腺結石沒有症狀，只要在進行前列腺切除術時一併去除即可。

前列腺癌的特徵與原因

✚前列腺癌

初期的前列腺癌幾乎沒有指標性的症狀，進行到某種程度時，會出現排尿困難、膀胱刺激、排尿痛、出血等症狀。

若繼續惡化，癌細胞可能轉移到體內，攻擊附近的臟器、淋巴節和骨骼。

前列腺癌的進行度分為四階段。

病期A是指未分化癌或微小癌細胞的階段，多半是在偶然間發現。在此階段進行治療，存活率（五年～十年）為八十～七十％。

病期B是指侷限在前列腺內部的階段。在此階段進行治療，存活率為七十～四十％。

前列腺癌的進行度

病期	癌症的狀態
A	因為治療前列腺肥大症等而偶然發現癌細胞，僅止於前列腺內。
B	僅止於前列腺內，不會擴散到包住前列腺的膜。
C	在包住前列腺的膜或膜的外側、精囊、膀胱出口等附近發現癌細胞。
D	擴散到淋巴節或膀胱、直腸等，也可能轉移到骨頭或其他距離較遠的臟器。

病期C是指進出（浸潤）前列腺被膜（表皮）的階段。在此階段進行治療，存活率為五十～二十％。

病期D是指轉移到淋巴節或較遠的臟器。在此階段進行治療，存活率為三十～十％。

較晚發現的進行性前列腺癌，致死率極高，即使手術成功，可是依轉移範圍的不同，不只前列腺，有時甚

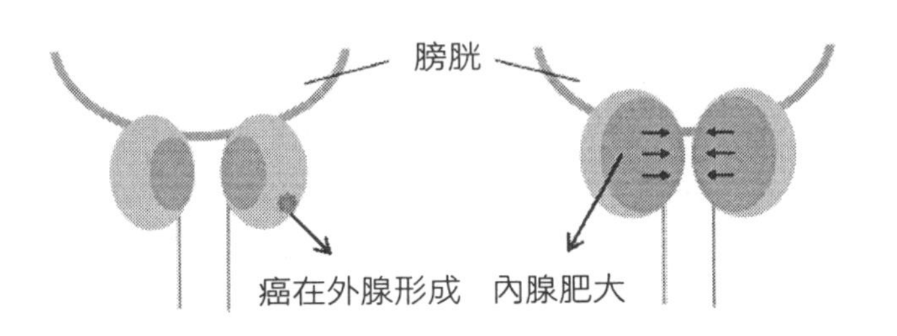

這是兩個完全不同的疾病，好發部位也不同。
但是前列腺肥大症也可能併發前列腺癌。

至要切除膀胱，摘除睪丸，生活品質顯著降低。

前列腺癌易轉移為惡性，早期發現早期治療最重要。

前列腺癌的原因

和前列腺肥大症相同，前列腺癌與男性荷爾蒙及增齡有關。

但是，前列腺肥大症是前列腺的上皮細胞與間質細胞增殖，而癌症主要是上皮細胞癌化所致。

在青春期前因為意外事故而失去睪丸，或因為其他疾病而喪失睪丸功能的男性，不會罹患前列腺癌，這即是前列腺癌與荷爾蒙有關的證明。

年紀越大的人，發病率與死亡率越高。

✚前列腺肥大是隱藏癌症的徵兆嗎？

前列腺肥大有時會隱藏前列腺癌進行到某種程度的症狀。也就是說，出現前列腺肥大症時，也有隱藏癌症的可能性。

接受前列腺肥大症的檢查與治療而發現癌症的例子並不少，因此，感覺排尿異常時，要趕緊去看泌尿科。

建議你定期進行肛門指診檢驗及其他試驗，以篩檢有無前列腺癌。

第2章　前列腺疾病的症狀

前列腺肥大症的症狀

前列腺肥大症的進行與症狀的變化

前列腺肥大症的症狀，主要是頻尿、夜間頻尿、尿急等排尿異常。初期的排尿異常始於頻尿，然後排尿困難度慢慢的增強，或頻尿與其他的排尿困難症狀合併出現。

以下說明前列腺肥大症的各階段症狀。

第一期為膀胱刺激期，會出現頻尿、排尿不順、排尿時間較長、殘尿等症狀。

第二期為殘尿期，尿不易排出，殘留在膀胱內，隨著時間的流逝，程度會增強。

持續惡化，容易引起感染，出現血尿及排尿痛。

前列腺肥大症的病期及主要症狀

病　期	症　　狀
〔第1期〕 膀胱刺激期	・下腹部及會陰部不舒服，產生強烈的尿意（尿急）。 ・經常上廁所（頻尿、夜間頻尿）。 ・排尿困難，無法立刻排尿，尿線異常，排尿時間延長。
〔第2期〕 殘尿期	・尿急的感覺增強。 ・頻尿、排尿困難程度增強，尿不易排出，就算排出也有殘尿感。 ・無法忍耐而漏尿（尿失禁）。 ・出現急性閉尿。 ・容易併發尿路感染。
〔第3期〕 閉尿期	・無法排尿（慢性閉尿）。 ・漏尿（溢流性尿失禁）。 ・膀胱膨脹，可能引起輸尿管水腫、腎水腫、腎衰竭、尿毒症。

第三期為閉尿期（尿滯留期），肥大前列腺造成尿道完全緊縮，幾乎無法排尿。

這時會波及到腎臟，全身受到傷害。

✚前列腺肥大症的進行速度

前列腺肥大的病變，較快者從三十歲層開始慢慢進行，到四十～五十歲層出現症狀。

過了六十幾歲後，半數的人會自覺到夜間頻尿或排尿力道減弱，受診者以六十五歲左右的人佔多數。

到了八十歲層，八成的人都有前列腺肥大症的現象，其中四分之一會出現需要接受治療的排尿困難症狀。

頻尿

✚前列腺肥大症的頻尿與生理性頻尿的性質不同

頻尿是指排尿次數增加。通常，一天上廁所八次以上就算是頻尿。

正常成人男性的腎臟一天會製造出一．五～二公升的尿量，而殘留在膀胱內的尿量為二五〇～五〇〇毫升。

也就是說，排尿次數應該在六次以內。

當然，也會受到年齡的影響。年輕時，抗利尿荷爾蒙的作用活絡，使得夜間製造出來的尿量較少。但是上了年紀後，該荷爾蒙的功能鈍化，半夜仍然持續製造尿，因此，會產生尿意而醒來。

在心情輕鬆或溫暖的季節，上廁所的間隔較長。換言之，生理（心理）狀態或環境也會影響尿量與上廁所的間隔。所以，正常人也可能一天排尿八次以上。

然而，如果從早上起床到夜晚就寢前，不到二小時就上一次廁所（八次以上），且就寢後起來上廁所二次以上，就不是生理反應或增齡現象的原因。

生理或環境變化的反應造成的頻尿，每天的次數不一，可能增加，也可能減少。但是，前列腺肥大症引起的頻尿，排尿次數只會增加，不會減少。

✚尿　急

不僅排尿次數增加，也會產生強烈的尿意，無法忍受，稱為尿急，也是特徵之一。

年輕時，就算出現尿意，也可以忍耐一下，沖淡尿意。但是，當體力開始衰退且罹患前列腺肥大症時，會產生無法忍受的強烈尿意。

就算忍耐，也無法沖淡尿意，反而更加的尿急，甚至漏尿。因為具有這樣的特徵，所以更讓人感覺不安，頻頻想上廁所。

頻尿的原因

頻尿的原因有很多，介紹如下。

①製造出大量的尿。理由是水分攝取過多、寒冷時為了維持體溫而排泄水分、荷爾蒙的作用降低。

②膀胱容量變小，很快就脹滿。原因可能是膀胱內部形成腫疱，或因為發炎而腫脹。

③膀胱或尿道出現腫瘤或發炎，其刺激使得神經興奮而產生尿意。

前列腺肥大症造成的頻尿，應該是屬於第三種原因。

事實上，前列腺肥大症是肥大的前列腺壓迫尿道的疾病。不僅使得尿道緊縮，甚至會刺激膀胱的下方，使得支配膀胱的神經形成過敏狀態，產生強烈的尿意，出現急於想要上廁所的迫切感。

肥大持續進行，尿一直殘留在膀胱內，會增加過敏反應，使症狀增強。

解尿困難

＋等待開始排尿的時間變長

通常，產生尿意而去上廁所時，從放鬆下腹部的緊張到開始排出尿為止，只要花數秒鐘的時間。

但是，罹患前列腺肥大症時，到排出尿為止，需要花較長的時間，稱為解尿困難。

症狀惡化的人，甚至要等數十秒後才會排尿。雖然滴滴答答不順暢的排尿時間延長令人厭煩，但是，排不出尿的感覺更令人懊惱。

✚解尿困難的原因

雖然膀胱內積存尿，但是，不會立刻產生尿意，尿不會朝尿道流出。這是因為膀胱頸部和前列腺內的平滑肌束緊膀胱出口和尿道的起始點，所以不會漏尿。

膀胱周邊受到自律神經（交感神經與副交感神經）的支配。

蓄尿的過程中，交感神經發揮作用，讓肌肉緊張。另外，前列腺前端的尿道外括約肌為隨意肌，會下意識的緊縮，防止漏尿。

膀胱內脹滿尿的訊息會傳達到中樞（大腦皮質），由中樞下達排泄指令。

這時會由蓄尿模式切換為排尿模式。

排尿需要擁有排尿的意志，同時也要下意識的放鬆尿道外括約肌的緊張。一旦調整好排尿的態勢後，副交感神經發揮作用，讓膀胱收縮，同時解除膀胱頸部和前列腺內的尿道內括約肌的緊張。

這時，膀胱內的尿進入尿道，通過尿道排出體外。

一旦這個過程，即逼尿肌與蓄尿肌的協調不佳，就會形成解尿困難。

解尿困難是，肥大的前列腺壓迫刺激膀胱出口，形成過敏狀態，即使接到副交感神經的指令，也無法解除膀胱頸部與前列腺內的尿道內括約肌的緊張，未能順暢切換為排尿模式。

這是因為括約肌過度緊張，神經功能遲鈍，難以實行副交感神經的指令所致。前列腺肥大症引起的排尿困難症狀，也可依此來說明。

尿線異常

何謂尿線異常

男性排尿時，尿呈弧線型強力釋出，距離為一公尺以上，形成一條完整的尿線。隨著年齡增加，距離越來越短，尿線也變細了。

罹患前列腺肥大症時，尿線變得更細。

第一期還不明顯，到了第二期，排尿距離可能縮短至三十公分。尿勢微弱，尿線細小分岔，撒到便器外，弄濕地板。

進入第三期，尿不易飛濺，只會滴滴答答的滴在馬桶裡。這時已經不是尿線異常的問題，而是近乎尿滯留（無尿、乏尿）的狀態。

尿線異常的原因

尿道是從膀胱出口到陰莖前端為止全長不到二十公分的管子。從膀胱衍生出的尿道被前列腺覆蓋。前列腺的外側有尿道外括約肌層，尿道貫穿其間，到達陰莖。

尿道的粗細（直徑），成人為八毫米，平常緊閉，排尿時藉由尿的壓力而推開。

在正常的情況下，從膀胱送出的尿通過尿道，強力的排到馬桶中。一旦開始排尿，前列腺內的尿道內括約肌和陰莖附近的外括約肌同時放鬆，讓尿通過。

不過，當前列腺肥大時，貫通前列腺內部的尿道整體受到壓迫，尿的流通不暢。亦即受到機械性的壓迫而引起通過障礙。

各種排尿困難症狀

✚排尿困難的各種症狀

罹患前列腺肥大症時，排尿時間較長，排尿不順，斷斷續續的排出。原因就是通過障礙。

前列腺肥大壓迫尿道，尿無法順暢流出尿道，因為壓迫刺激，使得尿道或膀胱的反應過敏，就會出現各種排尿困難症狀。

症狀包括頻尿、尿急、解尿困難、尿線異常等。除此之外，還有其他令人困擾的症狀。

✚排尿時間延長

從開始排尿到結束為止，要花較長的時間。正常成人排尿時間為二十秒左右，一旦超過一分鐘，就稱為排尿時間延長。

排尿時間延長的初期症狀是，尿勢微弱，尿線異常。

尿道受到前列腺的壓迫，尿勢微弱，尿量受到限制，排尿時間增長。

排尿力道不足，不像年輕時一樣直線噴出，也聽不到尿濺馬桶的聲音。

✚排尿中斷或排尿不順

一旦出現嚴重的通過障礙，排尿可能會中斷，斷斷續續的少量排尿，這即是殘尿的前驅症狀。

中斷排尿，是因為前列腺的壓迫力超過膀胱收縮排出尿的力道。會再度排出尿，是膀胱為了排尿而再度收縮加諸腹壓所致。

但是症狀惡化時，腹壓或膀胱的收縮力減弱，殘尿的程度增強，最後形成尿滯留的現象。

正常的排尿，不會出現殘尿。排尿一旦中斷，會一直殘留尿意，或尿意消失，但卻頻頻上廁所。

✚排尿困難的原因

前列腺包括尿道的源頭部分。前列腺的前端有尿道外括約肌層，尿道貫穿其間到達陰莖。

也就是說，尿道有停止尿流的兩個開關。

在正常的情況下，一旦切換到排尿模式，這兩處的開關會打開，讓尿通過。膀胱釋出的尿一氣呵成的通過尿道，強而有力的排到馬桶中。

可是當前列腺肥大時，貫穿前列腺內部的尿道整體被緊縮壓迫，尿道無法全開，尿量受到控制。

這個通過障礙再加上膀胱的收縮力減弱，會出現排尿中斷的情況，延長排尿時間。

要減輕這些症狀，需要兩大對策。其一是利用手術切除肥大前列腺的實質部分，或利用電流、雷射將其燒除縮小。其二是，利用藥物抑制壓迫刺激所引起的肌組織的興奮狀態。

殘尿

何謂殘尿

感覺尿沒有全部排出，殘留尿意，頻頻上廁所，這就是殘尿。

前列腺肥大而排尿困難症狀惡化時，排尿可能中斷，排尿結束後感覺不舒暢。

殘留尿意，或沒有尿意卻少量漏尿，這些殘尿現象都令人不適。可能因為漏尿而弄濕內褲，或排尿時間延長，讓人感到難為情。

為了排除這些嫌惡感，會用力排尿，甚至用手壓迫膀胱來排尿。這都是開始出現殘尿症狀的證明。

簡言之，殘尿是積存在膀胱的尿未完全排出的現象。

✚殘尿的原因

通常，人們只要藉著神經作用解除能夠停止尿的膀胱頸部和尿道括約肌的緊張，使膀胱括約肌收縮，就能夠開始排尿。

正常的排尿是，積存在膀胱內的尿能夠完全排除。不過，因為前列腺肥大而壓迫尿道時，這個抵抗力超過膀胱逼尿肌收縮的力道，感覺膀胱內仍有尿積存。可是，依身體狀況和時間的不同，每天的殘尿量有所變動。

前列腺的壓迫力較小時，膀胱的尿殘留量較少，只要膀胱再度收縮，即可排出殘留的尿。膀胱再度收縮有賴神經的自律作用，因此，等到尿完全排除時需要花較長的時間。

雖然排尿不順，但如果能夠排尿，問題還不算嚴重。然而一旦前列腺肥大症惡化時，想要讓殘留在膀胱內的尿再度排出的膀胱肌的力量不足，無法凌駕壓迫抵抗時，殘尿量會逐漸增加。

即使有微弱的尿意，尿仍然無法順暢排出，會產生不適感。

✚殘尿持續惡化時

初期的殘尿約五十cc的程度，然後慢慢增加為一五〇cc以上。增加的方式因人而異，有的人幾個月內殘尿大增，有的人數年後才會慢慢增加。

殘尿量增多時，膀胱內立刻脹滿尿，會常常上廁所，形成頻尿。

膀胱內長時間積存尿，細菌容易繁殖，會引發膀胱炎、尿道炎、前列腺炎。尤其腰腿較弱無法自己上廁所的老年人，忍尿會引發感染症。

雖然頻尿，可是膀胱隨時充滿尿，尿意混濁，出現排尿痛。

經常殘尿，膀胱的括約肌會因為疲勞而失去彈性，惡性循環造成殘尿量增加。這個狀態繼續惡化，會形成尿滯留，需要導尿。

很多人都等到出現殘尿狀態時才去就醫。但是，如果在自覺頻尿和排尿不順的階段就接受診治，能夠儘早消除不適。

尿失禁

尿失禁的種類

來不及上廁所而漏尿，或無意識中少量漏尿，即違反自己的意志而漏尿，稱為尿失禁。

尿失禁的種類不一，例如來不及上廁所而漏尿、認為已經排完尿但仍然漏尿、完全無自覺（沒有尿意）而漏尿、打噴嚏或咳嗽時漏尿、受到驚嚇而漏尿等。

生理反射或增齡會影響肌肉功能，不過，多半是因為膀胱周邊的神經功能失調所致。

此外，噗哧大笑、咳嗽或打噴嚏時會漏尿的腹壓性尿失禁，以中年後的女性較常見。

前列腺肥大症引起的尿失禁

前列腺肥大症的第一期會出現頻尿症狀。最初還可以憋尿，一旦肥大症狀惡化，來不及上廁所就已經漏尿了。

在上廁所之前漏尿，稱為迫切性尿失禁，是前列腺肥大症第二期的症狀之一。但有時是增齡或運動不足，使得肌肉功能降低而引起。

以為排完尿了，結果又少量漏尿，這也是前列腺肥大症第二期容易出現的情況。

膀胱內或前列腺內的尿道還殘留少量的尿，是因為肥大使得膀胱和尿道神經的感受性降低，造成排尿不完全所致。

肥大繼續惡化進入第三期時，會出現不自覺的漏尿，稱為溢流性尿失禁，會伴隨出現排尿困難症狀。

溢流性尿失禁是，殘尿症狀惡化，膀胱內積存太多尿而稍微溢出，是即將成為尿滯留的前兆。

殘尿感強烈的人，觸摸下腹部，感覺膀胱膨脹，膀胱感受性不佳，完全沒有自覺到尿液積存，無法用自己的意志控制尿。

對男性而言，尿失禁是一大打擊。不少患者羞於就醫，直到弄髒內褲才急於看醫生。

尿滯留……

✚也可能突然發生

雖有尿意，但是，無法靠自己的力量排尿，大量的尿積存於膀胱，稱為尿滯留。

殘尿是指膀胱內積存一五〇cc尿量的狀態。當排尿困難程度增加時，最後尿量會積存到膀胱最大的容許量，也就是三〇〇cc左右，甚至達到四〇〇～五〇〇cc，有的人高達一〇〇〇cc。

膀胱膨脹，腹部會產生壓迫感。但是，膀胱內肌失去彈性，缺乏收縮力，脹滿尿的感覺遲鈍，引起溢流性尿失禁，這種現象稱為不完全尿滯留，為前列腺肥大症的第三期症狀。

另外，也可能出現急性尿滯留現象，亦即雖有尿意，卻排不出一滴尿。臉色泛白，畏寒出汗，下腹部感覺刺痛，甚至必須用救護車送醫。換言之，尿滯留症狀未必是緩緩進行。

在服用感冒藥、抗過敏藥、胃腸藥或大量喝酒後，容易發生急性尿滯留。此外，長時間待在寒冷的環境中、久坐、騎自行車後也可能發生。

✚尿滯留會慢性化

出現急性尿滯留時，經由尿道，將導管插入膀胱內進行導尿，即可解除危機。

可怕的是慢性尿滯留狀態，亦即經常有大量的尿脹滿膀胱。

尿無法排出，連接腎臟和膀胱的輸尿管流通不暢（輸尿管水腫）。同時腎盂和腎盞積存尿，腎臟受到壓迫，老廢物質無法排出，會形成尿毒症，危及生命。

因此，確認為尿滯留時，要及時接受治療。

前列腺炎的症狀

急性細菌性前列腺炎的症狀

從尿道進入的大腸菌等細菌感染前列腺，引起前列腺炎。會出現發燒、疼痛、出膿等症狀。

發燒三十八度以上時，會畏寒發抖。

至於疼痛，首先是排尿痛，尿道內發炎的患部，對於刺激十分過敏，當尿通過時，會產生刺痛，甚至痛到彎腰流淚。

疼痛範圍包括整個陰部，即恥骨上方、腹股溝部（大腿與下腹之間）、會陰部（肛門與睪丸之間）、大腿、背部下方。前列腺本身腫脹，輕輕碰觸就感覺異常疼痛。

發炎部位聚集許多白血球與細菌作戰，尿中摻雜膿，呈現白濁。排出的尿在片刻後會散發出強烈的氨臭味。

✚慢性細菌性前列腺炎的症狀

症狀較急性前列腺炎來得輕微。主要症狀為會陰部有壓迫感，鈍痛、下腹痛、下腹不適，幾乎不會出現排尿痛。

按壓前列腺感覺疼痛，疼痛遍及恥骨到腹股溝、會陰部、大腿等。

同時會出現頻尿、殘尿、尿急，尿道灼熱等排尿障礙症狀、射精痛、睪丸酸痛、陽痿、早洩、性慾減退等。

當疲勞或壓力蓄積時，症狀更加惡化。

✚發炎性慢性骨盆疼痛症候群的症狀

症狀和慢性細菌性前列腺炎類似，主要是會陰部或下腹部產生疼痛或不適，也會出現排尿障礙及射精痛。

經由檢查，不會驗出細菌，這是此型的特徵。主要原因是細菌以外的病原微生物，或自體免疫性的前列腺炎、前列腺結石及尿逆流到前列腺而引起。

✚非發炎性慢性骨盆疼痛症候群的症狀

前列腺未發炎，不過卻出現與慢性細菌性前列腺炎、發炎性慢性骨盆疼痛症候群相同的症狀。前列腺本身、骨盆底肌和骨盆內的神經肌群感覺疼痛。原因是膀胱頸部和尿道外括約肌的協調不佳，或肌肉持續過度緊張所致。

有的人只要進行輕度運動、更換工作或取得長期的休假，就能消除下腹痛。這些人可能是因為骨盆內瘀血或心理、精神壓力而產生症狀。

✚慢性骨盆疼痛症候群的治療

如果確定慢性骨盆疼痛症候群的原因不是來自細菌，就要進行疼痛對策的治療，即對症療法。

不使用抗菌藥，而使用抗發炎藥、α_1受體阻斷劑、植物製劑、鎮靜劑等。也可以併用前列腺按摩、溫熱療法、針灸等。

前列腺癌的症狀

✚疑似前列腺癌的症狀

前列腺癌的症狀與前列腺肥大症大致相同，為了加以區別，也要進行前列腺肥大症的檢查。

前列腺癌的代表性症狀為排尿不順，即排尿困難。

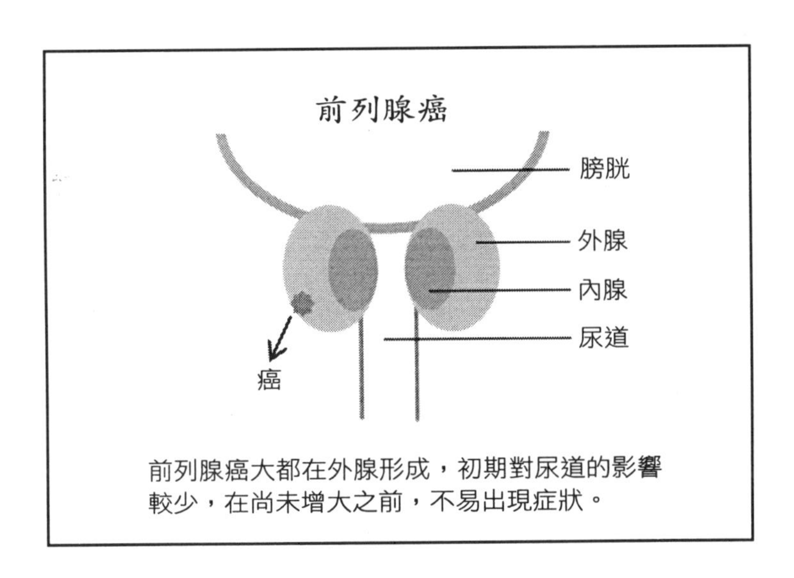

前列腺癌大都在外腺形成，初期對尿道的影響較少，在尚未增大之前，不易出現症狀。

但是，初期的前列腺癌幾乎沒有症狀，待癌症惡化時才會出現排尿困難症狀。

這是因為前列腺癌是外腺癌病灶，不易壓迫尿道，所以，較不會出現排尿困難現象。

排尿異常方面，很多患者會產生頻尿現象。這是因為病灶刺激膀胱所致，尤其半夜上廁所二、三次的夜間頻尿現象相當顯著。

雖然排尿，但是仍然有殘尿。不過有的人雖有尿意卻無殘尿，而有的人確實存在殘尿。

此外，還會突然產生尿意，而且尿

急無法忍受，還來不及上廁所就已經漏尿，出現尿失禁（迫切性尿失禁）。

換言之，症狀和前列腺肥大症的第一期、第二期非常類似，也會出現血尿。

✚何謂血尿

前列腺癌引起的血尿，在排尿之初及結束時容易出現。

血尿分為必須要用顯微鏡才觀察得到的血尿（顯微性血尿），以及尿呈現紅色或褐色，肉眼可以一目了然的血尿（肉眼性血尿）。

肉眼看得到的血尿，也可能因為尿路結石而引起，但是中年以上的人，有可能是尿路的惡性腫瘤（膀胱癌、腎盂癌、輸尿管癌、前列腺癌）所造成，要特別注意。

顯微性血尿，可能是內科疾病造成的。容易和血尿混淆的情形，包括濃縮尿（褐色）、高尿酸症（磚紅色），或服用瀉藥、吃太多紅色蔬菜等。

只要調查潛血反應（血液反應），即可加以區別。

✚前列腺癌與飲食

前列腺癌已經證實是數種和飲食有關的常見癌症之一。因此，在預防方面需要特別注意飲食習慣。

根據研究報告指出，前列腺癌死亡率特別高的國家，包括挪威、瑞典、英國、法國、德國、美國、加拿大、澳洲等。

這些國家的飲食特徵是，攝取較多咖啡、牛奶、砂糖、油脂、動物蛋白（肉類）。這些物質被認為是導致前列癌的主要原因。

相反的，死亡率較低的國家是日本、韓國、埃及、印度等。這些國家的飲食特徵是攝取較多的穀物與豆類。

前列腺癌造成的死亡率以歐美居高，亞洲、非洲等各國較少。最近發現，大豆中的異黃酮與深色蔬菜中的β胡蘿蔔素具有顯著的制癌效果。

飲食中儘量使用低溫壓縮油，例如橄欖油、麻油可以獲取脂肪酸；多吃核果、種子、糙米、水果、生菜、鮮果汁；避免酒精、糖類、濃茶、咖啡。

引起排尿障礙、排尿困難的其他疾病

✚排尿障礙與排尿困難

排尿障礙是指，與排尿相關的器官或神經有毛病，無法發揮排尿功能，或尿不停的溢出，或無法靠自己的意志控制排尿的狀態。

排尿困難是指，並非控制無效，而是因為一些問題阻礙自然排尿的狀態。

✚引起排尿障礙、排尿困難的疾病

尿由腎臟製造，經由輸尿管積存在膀胱，透過尿道排出體外。

尿的途徑稱為尿路，一旦尿路途中的器官、神經、肌肉組織出現問題或疾病，則與前列腺無關，會引起排尿困難或排尿障礙，出現排尿不順、排尿痛等症狀。

以下介紹代表性症狀的共通點、差異點與治療法。

✚膀胱炎

膀胱內的黏膜發炎，稱為膀胱炎。由於膀胱和尿道離陰道近，因此，女性較容易出現急性膀胱炎，多半是細菌引起。長時間憋尿、寒冷，或大腸菌、葡萄球菌、腸球菌、病毒等感染，也會引起。

男性可能因為前列腺肥大症、前列腺炎、膀胱癌、尿路結石、尿道狹窄等而引起，會出現膀胱內發炎的慢性膀胱炎。

罹患急性膀胱炎時，在排尿結束後，除了疼痛外，也會出現殘尿、頻尿、血尿、尿濁等症狀。

慢性膀胱炎的症狀不像急性那麼明確，下腹部持續出現不適。

膀胱炎的特徵是，有強烈的排尿慾望，尿中通常帶有刺鼻的臭味。治療法是找出尿中的原因菌，利用抗菌藥處理，避免咖啡因、碳酸飲料、巧克力、酒等。

✚膀胱頸部硬化症

膀胱和尿道的交界處無法張開所產生的症狀，原因不明。會出現排尿困難、尿線細小、尿急、殘尿等與前列腺肥大症類似的症狀。

治療法是，利用交感神經阻斷劑（α_1受體阻斷劑）放鬆膀胱頸部的緊張。也可以使用插管法，經由尿道插入擴張膀胱頸部的管子。也可以採用內視鏡切開頸部的方法。

✚尿道炎

尿道發炎時，會伴隨出現腫脹、疼痛與膿。原因多半是淋菌、衣原體等病原微生物，不過也可能因為藥物過敏而引起。

典型的症狀為排尿痛及尿道有分泌物（排膿）。依原因菌的不同，疼痛程度與分泌物的性質也不同。

症狀和急性、慢性前列腺炎相同，但是，會先出現尿道炎，再出現前列腺炎。

治療法是，儘早找出原因菌，利用抗菌藥處理。

✚尿道狹窄

有的人天生尿道狹窄，但是，尿道受傷或尿道炎的後遺症也會引起尿道狹窄。

排尿不暢、排尿時間延長，或必須用力才能排尿、排尿次數增加、殘尿等，症狀與前列腺肥大症完全相同。

必須要與前列腺肥大症加以區別。治療法是，插入管子擴張尿道，或用內視鏡切開尿道。

✚尿路結石

從腎臟（腎盞、腎盂）、輸尿管、膀胱、尿道為止的尿路上形成的結石。

依形成位置的不同，又可分為腎結石、輸尿管結石、膀胱結石、尿道結石等。

腎結石和輸尿管結石的症狀，會出現腎疝痛的劇痛。若結石下降到膀胱入口附近，會出現頻尿和殘尿。

膀胱結石多半會併發膀胱炎，出現頻尿、排尿痛、血尿等症狀。同時排尿突然中斷，出現二段式排尿的現象。

尿路結石會產生強烈的排尿障礙和排尿痛，也會伴隨出現血尿。

尿路結石的成分，八十％為鈣化合物，剩下的是尿酸、磷酸鎂等。

罹患尿路感染症、荷爾蒙異常、代謝異常等，都容易形成結石。

尿路結石的治療，要配合結石的大小與部位，從體外給予震波（體外震波碎石術，ＥＳＷＬ），或插入內視鏡粉碎結石，或藉由攝取大量水分沖出結石。也可以利用剖腹手術直接取出。

✚神經性頻尿

除了頻尿外，還有殘尿、排尿時的不適等類似前列腺肥大症的症狀。與前列腺肥大症的不同點，在於頻尿情形只出現在白天。

沒有膀胱炎、前列腺炎、前列腺肥大症等疾病卻出現頻尿，又分為心因性與原因不明兩種形態。

心因性頻尿是一種身心症，隨時隨地都有可能出現強烈的尿意。但是，在睡眠中不會發生，也不會出現尿失禁的情況。

家庭失和、職場上的人際關係或工作上的問題造成情緒不穩定是主要誘因。治療上主要是從精神方面著手，也可以輔助性的使用鎮靜劑等。

✚神經性膀胱

從大腦到末梢神經為止的神經系統出現問題，將尿積存在膀胱內而不讓尿漏出的肌肉群，以及配合意志將尿排出的肌肉群失控，無法憋尿，也感覺不到尿意，這種狀態稱為神經性膀胱。

依出問題的神經位置和程度的不同，排尿障礙程度也不同。除尿失禁外，也可能出現頻尿、排尿困難等症狀。

此外，殘尿較多，容易引起尿路感染或尿路結石。同時，尿可能從膀胱逆流到輸尿管，造成腎功能降低。

原因多半是車禍、運動外傷造成脊髓損傷。另外，腦血管障礙、腫瘤、糖尿病性神經障礙也會發生這種現象。

可以進行壓迫下腹部的排尿訓練、降低尿道內壓的手術及藥物療法等。

當膀胱、逼尿肌的活動性降低而殘尿較多時，一天要導尿三～四次。

其他疾病

除了上述介紹的尿路系統疾病外，其他疾病也會造成排尿異常。

代表性的疾病為糖尿病。因為高血糖而血液黏稠時，會出現口渴現象，增加水分攝取的結果，會導致多尿或頻尿。

因為慢性腎功能衰竭而腎功能為正常的五分之一時，會出現夜間頻尿。

此外，抗利尿荷爾蒙的分泌降低，引起尿崩症時，體內的水分會成為尿大量排泄掉，形成脫水狀態，必須頻頻攝取水分，結果造成多尿與頻尿。

服用降壓利尿劑會增加尿量，形成頻尿狀態。

第三章　前列腺疾病的檢查

一般檢查──問診

✚檢查的流程

初診時，必須由醫師確認患者的主訴和症狀。也會進行尿液檢查和直腸觸診，有時也要進行血液檢查。罹患前列腺肥大症的可能性較高或排尿困難程度較高時，要進行尿流量測定、超音波檢查、X光檢查等。

✚問診的內容

包括年齡、家族病史、既往歷、症狀、排尿狀態、現在的健康狀態、使用中的藥物等，都要逐一加以確認，原因如下：

①確認年齡與家族病史

高齡者多半有前列腺肥大症或前列腺癌，而年輕人較容易出現前列腺炎或神經性頻尿。此外，偶爾也有家族性前列腺癌的例子。

②確認既往歷

曾經動過直腸癌手術，或有腦血管、腦神經疾病的人，會因為神經性膀胱而出現排尿障礙。

③確認症狀

排尿障礙又分為蓄尿時的障礙與排尿時的障礙。此外，也要釐清膀胱刺激症狀或尿道閉塞狀態等的問題。

同時，要確認尿道或膀胱是否發炎（感染灶）。

④確認排尿狀態

為了具體掌握排尿障礙的內容與程度，要確認排尿狀態。

⑤確認使用藥物

感冒藥、抗過敏藥、抗心律不整藥、鎮靜劑等，會對神經荷爾蒙產生作用，降低排尿功能。

要確認排尿障礙，是前列腺異常或藥物所造成。

接受問診時

去看泌尿科的患者，多少都有一些排尿上的問題。要坦白告知醫師自己的病情，不要有任何隱瞞。

不論是疼痛或發炎，要正確說明發作的部位與時間。尤其發炎時，為避免和性感染症混淆，有時要說明自己的性交狀況。

醫師有為病人保密的義務，可以安心的和醫師商量。

一般檢查——尿液檢查

檢查項目

藉由尿可以了解前列腺的狀態，同時也能反映全身的健康狀態。

尿液檢查，不只是檢查前列腺，也能掌握從腎臟到尿道整個尿路及其他臟器的異常。

採尿，用眼睛觀察尿的顏色及混濁度，同時確認臭味等。再將尿放入分析器中，調查尿蛋白、尿PH值反應、尿糖、尿潛血反應等，也要進行尿沉渣檢查。

✚尿液檢查能掌握的事項

檢查尿液，能發現體內臟器的異常。

用肉眼或顯微鏡驗尿，檢查尿中的血液或膿等老廢物質。例如罹患急性前列腺炎而引起的膿尿，尿中好像混入牛奶似的，十分混濁。利用顯微鏡觀察，可以看到紅血球、白血球及大腸菌等細菌。

尿中含有一％以上的血液時，尿會呈現茶褐色，稱為肉眼性血尿。肉眼性血尿，表示發炎症狀惡化（膀胱炎等造成的出血），尿路系統可能存在癌細胞。此外，有殘尿時，細菌容易繁殖，引起尿路感染。為了找出感染的原因菌，驗尿很重要。

檢查尿蛋白，可以了解腎功能。出現腎炎或腎病綜合徵時，尿蛋白會增加。

檢查尿PH值反應，可以了解尿路感染症或尿路結石的有無。一旦感染時，尿液呈現鹼性。

檢查尿糖，可以確認是否罹患糖尿病。併發糖尿病時，通常不易治療。

檢查尿潛血反應，是為了確認肉眼看不到的血尿。

檢查尿沉渣，能夠了解尿中的血液成分、圓柱細胞、結晶成分等，是腎臟、膀胱疾病不可或缺的檢查項目。除了腎盂炎、膀胱炎等尿路感染症外，也可以推測是否有腫瘤或結石。

✚接受尿液檢查前的注意事項

檢查的前夕及檢查時的注意事項如下。遵守注意事項，才能正確掌握體內環境。

- 避免暴飲暴食，尤其前一晚九點以後不可進食或喝酒。

・前一天要洗澡，保持身體清潔。
・避免進行性行為。
・採尿時留意杯中是否有異物（灰塵或陰毛等）。
・就算只排出少許的尿，也不可混入水。
・除非醫師特別指示，否則都是採中段尿。

✚根據排尿時的症狀與尿的性質所觀察到的疾病

①開始排尿時出現的疼痛：尿道炎。
②結束排尿時出現的疼痛：膀胱炎。
③尿量較少：前列腺肥大症、神經性排尿障礙、尿路結石、急性腎炎、腎病綜合徵、心臟疾病。
④排尿不順，即排尿困難：前列腺肥大症、前列腺炎、膀胱結石、尿路結石、膀胱炎。
⑤排尿中斷：前列腺肥大症、尿路結石。

⑥排尿次數較多：前列腺肥大症、前列腺癌、前列腺炎、尿道炎。
⑦尿量較多：糖尿病、尿崩症、慢性腎功能衰竭。
⑧顏色較深：膽管結石、膽道癌、肝炎等。
⑨白濁：前列腺炎、尿道炎、膀胱炎。
⑩有泡沫：腎炎、腎病綜合徵、腎硬化症、尿路感染。
⑪紅色（血尿）：前列腺癌、前列腺炎、膀胱癌、輸尿管或腎盂的腫瘤、腎盂腎炎、尿路結石、膀胱炎、腎臟癌。

一般檢查——直腸觸診

✚進行何種檢查？

前列腺接觸肛門的前壁。經由肛門將手指伸入直腸內，隔著直腸壁可觸摸到前列腺。這種檢查稱為直腸觸診。

熟練的醫師，可經由直腸觸診掌握前列腺的異狀。

檢查法包括雙膝雙肘趴地的姿勢（膝肘位），或仰躺，抱住雙膝，腳朝左右張開，臀部稍微上抬的姿勢（仰臥位），以及側躺、彎曲上方的腿的屈膝姿勢（側臥位）。

膝肘位會讓直腸位於前列腺上方，可進行更正確的觸診。若排斥這種體位，則可以採取仰臥位或側臥位。

醫師戴上手套，食指塗抹凝膠等潤滑劑，手指從患者的肛門插入，用指腹觸摸前列腺，檢查大小、硬度、形狀等。

在接受這項檢查前，要先排泄。

✚直腸觸診能掌握的事項

正常的前列腺，為中型栗子般的大小，表面光滑，富於彈性。可以觸摸到中央溝（亦稱尿道溝）的接縫處。

罹患前列腺肥大症時，前列腺增大腫脹，不易觸摸到中央溝。

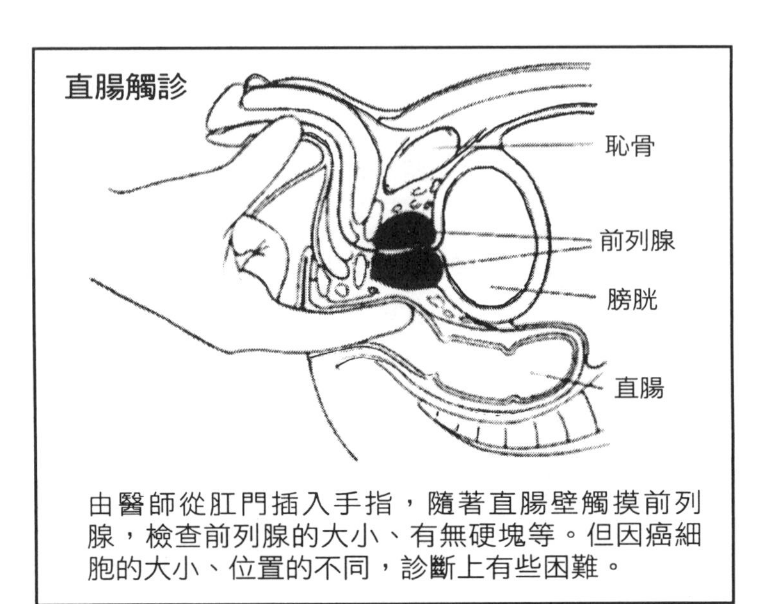

由醫師從肛門插入手指，隨著直腸壁觸摸前列腺，檢查前列腺的大小、有無硬塊等。但因癌細胞的大小、位置的不同，診斷上有些困難。

比正常狀態更硬，按壓也不會感覺疼痛。

如果為前列腺癌，則觸感硬如石頭。

表面凹凸不平，不同於前列腺肥大的症狀。

癌症進行時，凹凸面變得更加粗糙。按壓時也沒有疼痛感。

✚直腸觸診的界限

專科醫師經由觸摸直腸，即可掌握前列腺的狀態，不過，直腸觸診仍有其缺點存在。

首先是檢查姿勢會改變前列腺

的狀態。例如，採仰臥位時，前列腺在直腸上，因為有重力，所以無法判斷是否肥大。

若採膝肘位，前列腺在直腸下，可以做出正確的判斷，但是，很多病人排斥這個動作。

最近，採側臥位進行檢查的例子增加。

此外，這種觸診檢查法，很難得到客觀的資料。同時，只由一名醫師檢查，缺乏共有資料。

另一個問題是，只能夠接觸到前列腺的單面（背後）。如果癌症的原發部位在前列腺的前側，就無法發現了。

而且只能夠約略估計尿道受到壓迫的程度。

因此，需要一併進行超音波檢查或內視鏡檢查。

除了上述的限制外，其優點是不必大費周章做準備，可以立刻實施，得到很多與前列腺有關的訊息。

患者對於手指插入肛門當然難以接受，但是，藉由直腸觸診能夠得到許多訊息，因此，要配合醫師的指示來進行，實施時間只要三十秒左右。

一般檢查——血液檢查

血液檢查能掌握的事項

檢查血液，可以確認很多項目。其中的PSA（前列腺特異抗原）測定，是診斷罹患前列腺癌不可或缺的檢查項目。

前往醫療機構時，會進行抽血、驗尿。血液和尿的情況能反映身體的健康狀態，得到很多訊息。

血液能夠反映身體的營養狀態、呼吸、循環（腎功能與心肺功能）、代謝功能、內分泌功能、免疫功能，以及血液疾病、感染症等全身健康狀態。

在泌尿科調查血液，除了掌握全身狀態外，主要是要檢查肌酸酐、BUN（血液尿素氮）值，了解腎功能是否異常。

另外，也要調查白血球數的增加及發炎反應（ＣＲＰ），了解是否罹患細菌性前列腺炎。

在血液的血清中，含有當體內出現腫瘤時會增加的「腫瘤標誌」這種特殊蛋白。

依癌症的不同，標誌的種類也不同。當前列腺出現腫瘤時，血中的ＰＳＡ物質會增加。因此，懷疑罹患前列腺癌時，要接受ＰＳＡ測定。

為了得到正確的ＰＳＡ值，要在進行直腸觸診或其他檢查前先抽血。

✚ＰＳＡ測定

ＰＳＡ為前列腺特異抗原蛋白質之一。存在於由前列腺上皮細胞與尿道周圍腺體所分泌的分泌液中，具有讓精液變成液狀的作用。

為什麼會成為標誌呢？因為罹患前列腺癌時，ＰＳＡ的分泌量會增加。

原本ＰＳＡ只是微量的存在於血液中。男性隨著年齡的增長，其量略增。但是在正常的情況下，即使年過五十，也不到四微克／毫米。

各年齡層的PSA值的標準	
50～59歲	3.0 ng/ml以下
60～69歲	3.5 ng/ml以下
70歲以上	4.0 ng/ml以下
超過4.0 ng/ml要做切片檢查	

健康人隨著增齡PSA值會上升。但是不論哪個年齡層，超過4.0 ng/ml時，存在前列腺癌的機率提高。

微克（ng）是十億分之一公克，或百萬分之一毫克。

可是，罹患前列腺疾病時，PSA值增加，尤其前列腺癌，會增加到十微克／毫米以上。

因此，會普遍性的進行PSA值檢查。最近，一般的成人健康檢查中也納入此項目。很多人雖然沒有自覺症狀，但是，卻透過PSA值測定而發現前列腺癌。

最近的統計資料顯示前列腺癌患者增加，這是因為PSA值檢查的精準度提升所致。

除了前列腺癌外，罹患前列腺肥大症或急性前列腺炎時，PSA的數值也會提高。

事實上，切除肥大的前列腺後，PSA值明顯下降。要診斷是否為癌症，不只要進行PSA值相關檢查，最後還要進行前列腺切片檢查，亦即用針刺前列腺，採取部分組織，進行病理組織學的診斷。

也可以參考MRI或超音波檢查等的結果。到底要實施哪些檢查，必須經由PSA值檢查來決定。

精密檢查——超音波檢查

✚超音波檢查的種類

進行超音波檢查，可以捕捉到前列腺像。除了觀察癌症或結石外，也可以用來測定殘尿。

利用超音波的前列腺疾病的檢查法，大致分為經腹、經直腸、經尿道三種方式。

不論何者，患者的痛苦都較低，同時可以觀察體內前列腺或排尿障礙的狀況。而且也不用擔心X光檢查的放射線問題。

第一個方法是，在下腹部使用檢測裝置，觀察前列腺的狀況，稱為經腹超音波診斷法。肥大的前列腺會使得膀胱向上突起，可藉此加以觀察。

第二個方法是，將金屬製的棒狀探針從肛門插入直腸內，利用超音波取得前列腺的斷層畫像，稱為經直腸超音波診斷法。藉此可了解前列腺的大小、重量與形狀。

第三個方法是，將金屬棒插入尿道中，從前端發出超音波，從尿道的內側觀察前列腺的狀況，稱為經尿道超音波診斷法，目前還不普及。

此外，進行超音波檢查，也可以測定殘尿量。

✚超音波檢查能掌握的事項

進行經腹超音波診斷法，不僅能夠了解前列腺的形狀與大小，也可以發現前列腺是否突出於膀胱內，並且可以觀察膀胱內是否存在腫瘤或結石。

進行經直腸診斷法時，筒狀的探針進入直腸內，會有些微的不適感。

但是，在三種方法中，經直腸診斷法能夠取得最鮮明的畫像，因此，適合用來探索、觀察前列腺癌或前列腺結石。也可以藉此掌握前列腺肥大症的程度及大小。

想要發現癌症，適合使用超音波檢查。與正常組織相比，病變部較暗，癌症部位不會反射超音波，而會讓其滲透。

利用此性質，不只能了解癌細胞的位置，也可以掌握發生的癌病變進入正常組織的程度。

除了透過超音波掌握畫像訊息外，若再進行針切片檢查，就更能夠提升切片檢查的精密度。

✚經直腸超音波診斷法的界限

進行經直腸超音波診斷法，可以發現癌細胞或結石，但也有其缺點存在。

例如，罹患前列腺炎時，也會出現病變部較暗的影像，需要與癌症加以區別。

癌細胞分為「高分化型」、「中分化型」、「低分化型」三種。其性質依序變得更加惡化。

高分化型是指，溫和、還停留在前列腺中的狀況。低分化型是指，已經超越被膜，轉移到淋巴節或其他部位，即惡性度較高的狀況。

如果是前列腺癌，病灶較小，界線分明，癌細胞分化度和病期越低的話，影像越暗。

高齡者容易出現的前列腺結石，也會阻礙癌症部位的正確觀察。因此，光靠超音波檢查，無法做出結論。懷疑的部位，可先利用超音波特定出來，再讓該部位進行前列腺切片檢查，加以確認。

至於癌細胞分化度與復原狀況（治療後生存年數）的關係，則是低分化型比高分化型的復原狀況更糟。簡言之，一旦開始轉移，平均生存期間只有二年半到五年。

總之，儘早發現能提高癌症的治療效果，提升生存年數與生活品質。

精密檢查——X光檢查

✚單純X光檢查

不使用造影劑，直接攝影，就能掌握很多事項。例如，膀胱結石、前列腺結石或前列腺癌的骨盆轉移等，都可以確認。

✚經靜脈性尿路造影

前列腺肥大症或癌症進行時，尿路更加閉塞，對腎臟或輸尿管造成不良影響，引起輸尿管水腫或腎水腫。

此外，罹患前列腺癌時，癌細胞會封閉尿管。為了加以調查，要將造影劑注射到靜脈內，經由腎臟濃縮、排泄反映出尿路，進行X光檢查。

✚尿道造影

這是調查前列腺疾病的X光檢查之一。

先進行單純的X光攝影，再將造影劑注入尿道內，進行X光攝影。前列腺肥大症的人，尿道肥大，壓迫前列腺，透過尿道攝影，容易檢查出來。不過，最近病患不喜歡這種檢查，所以很少進行。

✚CT檢查

CT是讓X光的照射口複數排列在圓弧上進行攝影，利用電腦處理。得到的不是身體的平面像，而是橫切像（環切狀態），因此，也稱為電腦斷層攝影檢查。

經由這個檢查，能夠發現惡性腫瘤或腦出血部位，發揮優秀的性能。罹患前列腺肥大症或前列腺炎時很少使用這個檢查法，但是，為了掌握前列腺癌擴散到局部的狀況及遠距離轉移等，也會進行這個檢查。

✚骨骼閃爍攝影

閃爍攝影是，使用放射性同位素（RI）來掌握癌細胞等變化組織的部位及程度的檢查法，又稱核醫學檢查。

想要發現癌症，要將容易與癌細胞成分結合的物質，替換為放射性同位素，當成檢查藥注射於患者的體內。

這時，該物質會聚集於癌細胞存在的場所，而且會釋出放射線。因此，利用特殊裝置從體外觀察放射線，就能輕易掌握變化組織的部位。

這是廣泛使用的檢查法，對於前列腺疾病而言，可以用來確認前列腺癌是否有骨轉移的現象。

精密檢查——殘尿量測定

殘尿成為排尿障礙的指標

最近，不會引起疼痛或出血、負擔較少的殘尿量測定法十分普及，可以安心使用。

殘尿是指，雖然結束排尿，卻依然殘留尿的狀態。

這個殘尿測定，對於前列腺肥大症、前列腺癌引起的閉塞性排尿障礙、神經性膀胱引起的排尿障礙的確認非常重要。

殘尿量增加，證明尿道閉塞。殘尿量超過五十毫升時，要積極的接受治療。

神經排尿障礙

膀胱或括約肌周圍的末梢神經或脊髓等中樞神經受損，蓄尿或排尿功能失調，出現尿失禁、頻尿、排尿困難等排尿障礙的現象。

原因包括腦部疾病，例如，腦梗塞、腦溢血、帕金森氏症等，以及脊髓受損、直腸癌手術造成人為末梢神經損傷時而發生。

殘尿量測定的方法

殘尿量測定的方法，包括導尿法及經腹超音波診斷法兩種。

導尿法是指，剛排完尿後，經由尿道將導管插入膀胱吸出尿，測定其量。導管為直徑五毫米左右的塑膠製細管。尿道黏膜十分柔軟，容易受傷，醫師再怎麼小心，導管插入尿道也會產生輕微的疼痛。

檢查後，充分攝取水分，增加尿量，沖洗掉細菌，避免引起尿路感染。

經腹超音波診斷法是指，經由恥骨上方抵住膀胱，利用超音波將膀胱內的尿量映像化，透過電腦計算的檢查法。不像導尿管一樣會擔心損傷尿道或引起感染，能夠安全的測定殘尿量，最近經常使用。

精密檢查——尿路動力學

✚是何種檢查法呢？

調查尿積存的狀況與排出的方式，詳細了解排尿障礙的檢查法。

尿路動力學即尿動態，是指如何進行排尿、蓄尿時與排尿時尿道與膀胱的功能如何等。

這是鑑別前列腺肥大症、神經性膀胱、神經性頻尿不可或缺的檢查。

會測定尿流量、膀胱與尿道內壓曲線、逼尿肌及尿道外括約肌肌電圖。

尿流量測定要連續測定一秒的排尿量、排尿時間、最大尿流率、平均尿流率。

會使用安裝感應器的便器（尿流量計）來測定。這個便器是只有在排尿時才會自動測量，利用數值和圖表將結果標示出來。

膀胱與尿道內壓曲線、逼尿肌與尿道外括約肌肌電圖，是利用壓力感應器和電腦進行精密檢查。檢查時，要將細導管插入膀胱內或刺入電極針。

✚尿流量測定能掌握的事項

正常的人接受檢查時，尿流量曲線呈吊鐘形的弧線。

但是，前列腺肥大症或神經性膀胱患者的弧線，最大尿流率降低，排尿時間延長，呈現起伏較多的坡道形。

神經性頻尿的人的曲線，則與正常例相同。

就排尿的變化而言，正常人的排尿量約為二五〇cc～四〇〇cc，最大尿流率（力道最強、大量排尿時一秒間的尿量）每秒為二十cc以上。但是，前列腺肥大症的人，排尿時間延長為三十～六十秒，最大尿流率下降許多。

✚膀胱與尿道內壓曲線以及肌電圖測定能掌握的事項

膀胱與尿道內壓曲線、逼尿肌與尿道外括約肌肌電圖，是針對嚴重排尿障礙病患進行的檢查。

排尿障礙的原因，包括尿液通過障礙引起的前列腺肥大症等，以及神經性排尿障礙等。

排尿時，必須膀胱與尿道保持協調。當神經經路出現毛病時，該協調瓦解，無法順暢控制排尿，就會引起嚴重的排尿障礙。

藉由這些檢查的結果，可判斷排尿障礙的原因是前列腺肥大症或神經系統方面的問題，抑或是混合兩種因素造成的。

了解原因後，即可決定治療法，是很重要的檢查。

精密檢查——膀胱與尿道檢查

✚內視鏡檢查

這是使用內視鏡觀察膀胱與尿道狀況的檢查。缺點是會伴隨疼痛，但是，能夠正確掌握體內的訊息。

將前端安裝透鏡的細管，插入局部麻醉的尿道內，觀察尿道與膀胱內的狀況。

在透鏡前端，利用光纖導引的光來照明，導入灌流液進行觀察。

藉此能一目瞭然的觀察到，呈隧道狀的尿道其左右前列腺的肥大程度，同時，也能掌握尿道黏膜的狀態與充血。

此外，也能了解前列腺突出於膀胱的程度、膀胱內是否有發炎或結石。

很少使用於前列腺肥大症的檢查上

男性的尿道，在前列腺下方大致呈直角彎曲。要讓有如鉛筆直徑般的管子通過此處，即使進行麻醉，也會覺得痛苦，甚至會出血。這也是受到病患排斥的理由之一。

不過，最近開發出稱為軟性鏡的柔軟纖維鏡，直徑極細，當然仍然免不了會有微量的出血，也可能引起尿道感染，但是，檢查後給予抗菌藥，攝取大量的水分，增加尿量，就沒問題了。

在實行ＴＵＲＰ（經尿道前列腺切除術）前，或疑似罹患膀胱癌時，才會進行這種檢查。

精密檢查——前列腺切片檢查

✚是何種檢查？

前列腺切片檢查，能夠正確診斷出前列腺癌。

切片檢查即活體組織檢查。將長針刺入病患體內，採取靶部位（目標部位）或臟器的少量組織，調查其病理變化，即變性或癌化等。因此，也稱為前列腺針切片檢查。

ＰＳＡ值較高或經由直腸觸診發現前列腺較硬的人，或經由超音波像或ＭＲＩ發現疑似前列腺癌的人，才需要接受切片檢查。

以前的方法是，從會陰部（睪丸與肛門之間）沿著尿道刺入針。最近則是利用超音波診斷裝置的畫像確認前列腺的部位，或疑似有癌症的部位，將針從直腸前壁刺到前列腺進行穿刺。藉此能夠安全正確的採取前列腺組織。

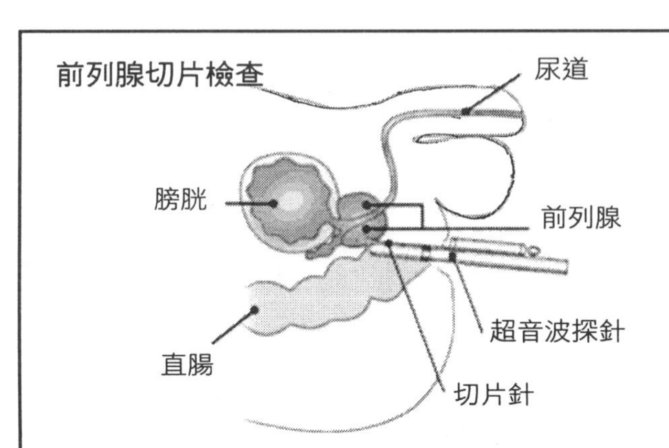

從肛門將超音波探針與切片針插入直腸，針刺入直腸壁，分別從6～12個位置採取前列腺組織，調查癌細胞的有無及惡化度等。

在檢查台上張開雙腿，將超音波檢查用的金屬棒插入直腸內。插入時，只要沒有罹患痔瘡疾病就不會覺得疼痛。一般的穿刺是，對前列腺左右各三處，共計六處等距離採取組織。

此外，事前經由超音波檢查發現影像較黑的低回音形態部位，也要特別進行檢查。

針刺入皮膚時，感覺有些痛，但是，很快的就會抽出針。所需時間約半小時。

切片前後的準備

進行前列腺切片前，要淨空直腸內。在實施日的半天前要空腹。有便秘的人，可事先和醫師商量，使用瀉藥。

包括檢查日當天在內，三天內要服用抗生素，減少腸內細菌，預防感染。

針刺會造成一些出血，服用抗血栓劑的人事前要告知醫師。

檢查後，排便或排尿時要避免過度用力。有的人會出現血尿或發燒，不過通常很快就會好轉。

前列腺切片檢查能掌握的事項

前列腺切片檢查，是診斷前列腺癌不可或缺的檢查。

腫瘤標誌反應較高，或經由直腸觸診觸摸到如石頭般硬的前列腺，或透過經直腸超音波檢查發現低回音形態時，就已經符合診斷為癌症的必要條件，但是，光靠這些條件還不夠。

疑似前列腺癌時，要利用前列腺切片檢查做最後的確認。

但是，當癌病灶較小或稀疏的分佈於前列腺中時，利用切片檢查可能無法捕捉到癌組織。為避免失誤，進行檢查的部位最好增加為八～十二處。

檢查後，可能有來自尿道或直腸的出血，造成前列腺感染。但醫師會做好萬全對策，不用擔心。

切片檢查的結果，一週內就會出爐。

第四章　前列腺疾病的治療

前列腺肥大症治療的基本

✚治療的基本

首先要去除症狀。要選擇重視病患QOL（生活品質）的治療法。

以往認為，前列腺治療只能夠利用手術，其實不然，但是手術確實是有效的一種治療法。

雖然手術有效，但是，對病患造成沉重的負擔。尤其這是中年以後容易出現的疾病，同時還可能罹患其他疾病，會對體力造成較大的負擔。

因此，有的人不想動手術。而且與前列腺癌不同，前列腺肥大症不會因為重度尿滯留而影響腎功能，不會立刻危及生命。

最近進行各種治療法。首先要減輕症狀，抑制病情，盡量維持病人的QOL。

但是，如果症狀惡化到接近第二期或進入第二期，就要利用藥物療法、手術療法、物理療法等來調整前列腺或膀胱的緊張與過敏症狀，以及縮小肥大的前列腺。

手術療法的侵襲性較高，多半不被採用。最近低侵襲性的有效方法登場，會依狀況來使用。

效果較大但負擔也較大的手術療法，被視為是最後的手段。醫師會考慮病人的生活形態與想法，和患者商量，選擇患者可以接受的治療法，這就是治療的基本。

前列腺肥大症的藥物療法

✚藥物療法使用的藥物種類

藥物療法使用的藥物，以α_1受體阻斷劑、抗男性荷爾蒙、生藥或中藥為主體。

① α_1受體阻斷劑

α_1受體阻斷劑可放鬆前列腺與膀胱出口的緊張，也稱為交感神經阻斷劑。雖然不具有讓肥大的前列腺縮小的效果，但是，能夠抑制初期到中期膀胱刺激期的排尿困難。

α_1受體位於前列腺與膀胱頸部的平滑肌細胞膜，交感神經的訊號經由這個受體傳達到肌肉細胞。只要阻斷這個受體的作用，則平滑肌不會收縮，即可去除尿道的緊張，使尿容易通過。

與此類似的受體，也存在於全身的血管壁。因此，服用阻斷劑，會作用於血管，降低血壓。所以，低血壓或有腎臟毛病的人不可使用。

以前的藥物會出現頭暈、起立性暈眩、胃不適等副作用，但是，現在的藥物經由改良，較不會影響血壓，具有速效性。

② 抗男性荷爾蒙藥

正式名稱為抗雄激素藥。是一種女性荷爾蒙，用來對抗雄激素。

睪丸素與前列腺肥大症有關。睪丸素接受丘腦下部的指令，從睪丸分泌到血中。從血液中進入前列腺的睪丸素，藉由內部酵素的作用變成活性物質DHT（二氫睪丸素）。DHT和細胞內的雄激素受體結合，使得前列腺的細胞與間質增殖，形成肥大。

使用抗雄激素藥阻礙其過程，間接抑制前列腺細胞增殖，即可遏止肥大。不具速效性，但使用二週後，即可改善症狀。雖然有個人差，但是，四個月後前列腺會縮小。一旦停止服用，荷爾蒙的作用復甦，又開始肥大。再度肥大的情況，年輕人比高齡者更常見。

因為會抑制男性荷爾蒙，所以，有些人會出現性功能減退的副作用，而且也會抑制肝功能與胰島素的作用。要仔細聆聽醫師的說明，商量後再使用。

③ 生藥或中藥

利用植物萃取物製造出數種生藥，自古以來就在世界各地使用。

生藥是由幾種天然物質混合而成。除了消炎、消腫外，也能使排尿順暢。

藥物療法所使用的主要藥物

藥　　名	效　　果	副　作　用
α_1受體阻斷劑	抑制排尿困難	降低血壓、頭暈、暈眩等
抗男性荷爾蒙藥	抑制前列腺的肥大，有時能發揮縮小效果	性功能減退、肝功能障礙等
生藥、中藥等	緩慢抑制排尿困難	少數人會出現胃灼熱、胃脹感等

有些生藥能抑制發炎，改善排尿障礙。而特徵是，有時會出現食慾不振、胃腸障礙等，但是，幾乎沒有較大的副作用。

另外，像六味地黃丸、八味地黃丸、豬苓湯等中藥，能消炎、消腫，改善排尿障礙。

生藥的副作用較少，無法進行外科治療的高齡者，或無法使用α_1受體阻斷劑、抗男性荷爾蒙藥的人，或有低血壓傾向的人，適合使用生藥。

不過，有的人會出現發癢或出疹的現象。

經常使用的中藥，以八味地黃丸為主。主要成分是地黃，另外加上桂皮、牡丹皮、山藥、茯苓等生藥。

前列腺肥大症手術療法的適用與種類

✚這些情況適合進行手術療法

出現強烈的排尿障礙，或藥物的效果達到界限時，可以考慮進行切除前列腺的手術。

前列腺肥大症的排尿困難，可以藉由藥物療法改善，但是無法完全治癒。排尿困難嚴重時，必須切除肥大的前列腺組織或摘除前列腺。

一般而言，符合手術療法的條件如表一所示。此外，具備表二的條件時，可以動剖腹手術。

✚手術療法的種類

採取侵襲性較高，即病患的身體負擔較高的手術療法，能發揮較大的治療

表一　TURP的適用條例
1. 出現第２期以上的症狀，確認藥物不具改善效果（前列腺的重量不到50公克）。
2. 有閉尿現象，無法靠自己的力量排泄，而且反覆發生。
3. 嚴重出血。
4. 引起腎水腫。
5. 頻尿及尿急程度強烈（１天上廁所10幾次），偶爾會出現迫切性尿失禁。
6. 殘尿達50毫升以上，出現多次感染症。
7. 經由尿路動力學檢查，最大的尿流率每秒超過10毫升。

表二　剖腹手術的適用條例
1. 無法採取經尿道手術的體位。
2. 尿道內出現強烈的肥大現象，無法插入內視鏡或導管。
3. 前列腺重量超過50公克，就算進行TURP，短時間內也無法清除乾淨。
4. 併發肥大症狀，而且確認存在癌症或結石。

效果。

治療效果為，肥大組織的縮小與去除尿道閉塞。最後的手段是剖腹手術。但是會對身體造成極大的負擔，除非是前列腺相當大或無計可施時，才會考慮使用這種方法。

內視鏡手術也有很好的治療效果，且對傷口的負擔較少，最近成為標準治療法，以ＴＵＲＰ（經尿道前列腺切除術）為代表。此外，還有不會對身體造成負擔的低侵襲性手術治療。

利用內視鏡進行雷射燒灼術，或使用尿道探針、直腸探針的方式，以及尿道氣球擴張術等。

取代手術而使用的雷射或高週波，被歸類為物理療法，即理學療法。但是，因為包含手術的技巧在內，所以，也被視為是手術療法的一部分。

另外，也有尿道支架留置法，與尿道氣球擴張術一樣，是介於手術療法和藥物療法之間的中間療法，無法進行前述治療的患者，可暫時使用。

要配合排尿困難的程度與病患承受痛苦的程度來選擇治療法。

前列腺肥大症的手術療法——內視鏡手術

✚何謂TURP？

趁著前列腺肥大還不嚴重時，可利用內視鏡進行TURP（經尿道前列腺切除術），是標準的治療法。

TURP是內視鏡手術之一。前端安裝電刀，將內視鏡插入尿道內，利用電刀切除突出於尿道內側的前列腺組織。內視鏡的外徑為八．五毫米。

病患出現排尿痛，或藥物的效果有限時，即可實行這種療法。

最近，除了利用電刀切除肥大的前列腺組織（內腺）外，也納入了汽化術。

主要手術療法的比較

內視鏡手術

1. 約住院１週。
2. 對身體的負擔較小。
3. 會出現逆行性射精的後遺症。
4. 依醫院或醫師技術的不同，結果也有差異。

剖腹手術

1. 需要住院２～３週。
2. 對身體的負擔較大（手術創傷或出血等）。
3. 會出現逆行性射精、勃起障礙、尿失禁等後遺症。
4. 術後的疼痛拖延較久。

雷射治療

1. 住院１週左右。
2. 對身體的負擔較小（出血較少）。
3. 暫時出現排尿困難、逆行性射精等現象。
4. 術後１～２週內要將導管留置於體內。

溫熱療法

1. 不需要住院。
2. 對身體的負擔較小。
3. 會暫時出現排尿困難的現象。
4. 效果因人而異，約持續１年。

TURP的進行方式

TURP所使用的電刀，不像一般刀子為直線，而是內徑為七毫米，呈環狀（半圓狀），朝前後移動，慢慢的切除內腺。

切除組織時會出血，要用灌流液沖洗，確認切除部位，持續進行。手術部位用電燒灼，即可止血。

切除結束後，要確認止血。為了保持切除面的平靜，要將導管留置在膀胱內。包括腰椎麻醉在內，手術需要花六十～九十分鐘。手術後導管要留置在體內數天，一週內可出院。

TURP的界限

TURP是很好的治療法，但是，仍有一些問題點。

問題一是，從解剖學的位置關係來看，無法完全切除肥大的內腺部。

同時，前列腺的內腺與外腺部的顏色與外觀幾乎沒有差異，各層的厚度也不均勻。如果不是技術熟練的開刀醫師，可能會越過內腺的被膜，傷及外腺。

此外，電流通過尿道外括約肌附近，會影響肌肉收縮，可能引起尿失禁。

為避免發生這種危險，要消除部分的內腺。這時，殘留部分再度增殖，開始壓迫尿道。

年輕人增殖力較強，需要再動手術。再動手術的機率為一成左右。

為了克服這個缺點，改變手術刀的形狀，或巧妙操作如薄片般的剝離器，從外腺切除內腺。

問題二是，手術時間超過一小時的話，灌流液會經由出血部位的靜脈吸收到體內，形成低血鈉症，血壓下降，出現噁心不適。

第三點是逆行性射精的問題。利用TURP切除前列腺，擴大膀胱與尿道的邊界，亦即內尿道口無法收縮，即使射精，精液也會逆流到膀胱，不會進入外尿道口。

這會造成不孕，或無法得到性的滿足感。除了醫師外，也要和伴侶好好的商量。

前列腺肥大症的手術療法——剖腹手術

✚剖腹手術的各種方式

剖腹手術針對嚴重的前列腺肥大症實施。需要住院二～三週。

對於嚴重的前列腺肥大症，要用手術刀劃開腹部，進行只留下外腺部而切除整個前列腺內腺部的手術。這個手術稱為被膜下前列腺摘除術，有以下三種方式。

恥骨上式是，進行腰椎麻醉，從肚臍下方到恥骨上方為止切開十五公分左右。切開膀胱，從膀胱頸部進入前列腺，伸入手指，剝離肥大的內腺部與被膜之間，只取出內腺部。

能夠仔細觀察膀胱內，對於憩室（外壁所形成的袋狀膨脹部分，會積存尿液）或結石可加以處置。當然，也能夠判斷腫瘤的有無。但是，術後會產生強烈的膀胱刺激症狀，伴隨出血，必須暫時插導尿管。

恥骨後式是，切開下腹，從恥骨的內側到達前列腺前，切開前列腺被膜，剝離被膜與內腺，取出腫脹的內腺。

出血較少，插入導尿管的期間也會縮短。

會陰式是，對於陰囊與肛門之間（會陰部）進行倒U字形的切開手術，到達前列腺。可以仔細觀察到前列腺的下方，進行全部摘除。不過，手術視野狹隘，現在已經不採用。

✚剖腹手術的優缺點

最大的優點是，能夠將肥大的內腺部全部摘除，幾乎沒有復發或再動手術的必要。

缺點是術後的疼痛。膀胱刺激症狀強烈，且拖延時間較長，患者承受排尿的痛苦。

其次是住院期間較長。如果是TURP，一週內即可出院，而剖腹手術要二週以上的時間才能出院。

第三是術後併發症。除了逆行性射精外，也可能出現勃起障礙或尿失禁等。

前列腺肥大症的手術療法——雷射治療

✚何謂雷射治療?

與TURP相比，雷射治療幾乎不會出血，對身體負擔較輕。

將內視鏡伸入尿道，前端照射雷射光，切除肥大的前列腺（凝固壞死）。用雷射燒掉內腺組織（碳化），使肥大物質縮小，或採溫熱療法，加熱組織，破壞α_1受體，放鬆肌肉的緊張。

前例是內視鏡導引之經尿道雷射前列腺切除術（VLAP），後例是超音波導引之經尿道雷射前列腺切除術（TULIP）。

✚VLAP

進行下半身麻醉，將內視鏡插入尿道內，觀察前列腺的肥大部位，從探針照射雷射光，利用瞬間高熱讓內腺組織燒灼壞死。

組織壞死後會自然剝落，進入膀胱內或尿道內，隨著尿一起排泄掉。到組織脫落為止，需要花一～二週的時間，這段期間內要插導尿管。

術後或照射後，腫脹不易排尿，但這只是短暫現象。而逆行性射精等術後併發症，也比TURP來得更輕微。

✚TULIP

進行下半身麻醉，將超音波或雷射等棒狀的探針插入尿道內加以固定，再利用超音波回音裝置的顯示器畫面確認前列腺，將YAG（**Yttrium-Aluminum-Garnet**，釔鋁石榴石）雷射照射到目標部位。

雷射照射口和前列腺目標部位之間，安裝加入蒸餾水四釐米厚的氣球，因此肥大的內腺表面不會碳化，可加熱到六五～九十℃。

藉此能夠破壞組織內的α_1受體，放鬆肌肉組織的過敏症狀或肌肉的過緊張狀態。所需時間二十分鐘，通常需要住院三～五天。

前列腺肥大症的手術療法——溫熱療法

✚何謂溫熱療法？

溫熱療法不需要住院，但是，效果因人而異。

利用高週波或微波、雷射等能量波，讓細胞遇熱變性而凝固壞死的方法。

首先進行麻醉，放入探針，照射前列腺，縮小肥大的部位，這即是溫熱療法。

通常使用四十三℃以上的高溫，因此，也稱為高溫療法。

只要一次就能見效，可進行門診治療。

✚溫熱療法的種類與界限

將導管和探針插入尿道內，使用微波加熱讓前列腺組織壞死，稱為ＴＵＭＴ（經尿道微波高溫療法）。

在內視鏡直視下，將探針刺入前列腺，導入高週波，使組織因高溫而壞死，稱為ＴＵＮＡ（經尿道針刺高溫切除術）。

將雷射導線插入前列腺間質，照射低能量的雷射使組織壞死，稱為ＩＬＣＰ（間質燒灼式雷射療法）。

另外，將探針放入直腸內，從直腸發射超音波並聚焦於前列腺，使組織壞死，稱為ＨＩＦＵ（高強度聚焦超音波療法）。

治療後，自覺症狀的改善效果持續數年以上，但是因人而異。

與剖腹手術和ＴＵＲＰ相比，溫熱療法對身體的負擔較少。根據報告顯示，尿失禁、逆行性射精、性功能減退、失血等後遺症較少。但是，尿道會產生異常感，也可能出現暫時性的尿滯留現象。

在治療中不會採取前列腺組織，所以，不適合用來觀察是否有前列腺癌。

前列腺肥大症的中間治療

✚尿道支架留置法

不動前列腺的手術，採取改善排尿困難的方法，包括以物理方式擴張尿道的氣球擴張術，以及支架留置法。

對於前列腺肥大或造成尿道內腔狹窄的部位，插入支架留置的方法。支架為形狀記憶合金或矽膠製的管子。

治療對象為完全或不完全尿滯留，而不希望留置導尿管的患者。

在經直腸超音波裝置的顯示器畫面上觀察尿道，同時插入支架，前端進入膀胱內，尾端不可越過尿道括約肌。

有的支架使用後即可拔除，有的則可埋在尿道黏膜裡。留置支架，尿滯留現象可立即消失，但是，卻會併發血尿或尿失禁。此外，也可能會出現移位或感染症等，要定期更換。

✚尿道氣球擴張術

尿道內注入混有凝膠的藥劑，麻醉黏膜。將帶有細長氣球的導管插入尿道內，對於因為肥大前列腺而受到壓迫、封閉的部位施以高壓（三～四氣壓），使其膨脹。

尿道會擴張到直徑二．五公分左右，維持此狀態二十分鐘。通常是在X光透視下或利用超音波像邊確認邊進行。拔除氣球後，暫時將導管留置膀胱內，應運尿道浮腫或出血之用。

效果是，數週後尿道浮腫現象消失，尿道張開，改善尿滯留、殘尿等自覺症狀。平均效果為二年。

但是，肥大本身不會治好，排尿困難會復發。這時可再度治療，或採取其他的治療法。

前列腺炎的治療

✚急性前列腺炎以藥物療法為主

前列腺炎的治療，以藥物療法為主，但是，醫師會依患者的病情和原因的不同，進行不同的治療法。

急性前列腺炎是細菌感染症，以適當的藥物療法為基本治療。首先，要選擇能對抗各種病原微生物的藥物。引起發炎的病原微生物有很多種，要特定出原因菌。

經常發現的原因菌，包括革蘭陰性桿菌（大腸菌等），可注射盤尼西林等抗菌藥（抗生素）來治療。最近也開發出各種新藥。此外，也會一併給予抑制發燒和疼痛的消炎鎮痛藥。

如果高燒不退，則需要住院。

內服藥要遵守一天的服用次數、服用量、服用時間等注意事項。

抗菌藥可能會引起皮膚症狀（發癢、出疹等）或消化系統症狀（噁心、嘔吐、食慾不振等），也會出現倦怠、頭痛等副作用。出現副作用時，務必要去看醫師。

急性前列腺炎的藥物療法

藥物處方，首先是選擇cephem類的第二代、第三代抗菌藥，連續注射一週。

之後再更換為新 quinolone 類的內服藥，持續二～三週。

開始治療三～四天後，發燒、膀胱周圍的不適、刺激症狀都得以舒緩。經過二週後再度檢查時，就不會再檢測出原因菌了。

但是，不能夠因此而安心。要攝取足夠的水分，增加尿量，遠離酒或刺激性食品，控制性生活，充分休養。忽忽這些自我管理，容易導致慢性化。

✚慢性細菌性前列腺炎的治療

同樣都是細菌性，但是，慢性情況可能出現抗藥性，一旦治療不順利，可能再度復發。

以內服抗菌藥為主，也要一併投與消炎鎮痛藥或中藥處方。

此外，也有局部注射抗菌藥，以及實行TURP（經尿道前列腺切除術）等方法。

原因菌多半為革蘭陰性桿菌，也可以使用新quinolone類的抗菌藥。

✚慢性細菌性前列腺炎的藥物療法

首先，連續二週內服新quinolone類的抗菌藥，檢查前列腺液。如果仍然檢測出細菌，則再持續服藥一～二個月。

若結果良好，可將藥量減半，持續服用一～二個月。

慢性非細菌性前列腺炎的治療

慢性非細菌性前列腺炎的原因不是細菌，多半原因不明。有的人認為不必服藥，但是，有可能和細菌以外的病原微生物有關，例如衣原體或尿漿菌等。

藥物療法和慢性細菌性前列腺炎相同，以新 quinolone 類為主，使用抗菌藥。也可以使用四環素類的抗菌藥。

此外，使用消炎鎮痛藥或前列腺按摩也有效。

服藥期間為二～三個月，會出現消化系統症狀，例如腹瀉、噁心等，以及肝功能障礙等副作用。為了防止尿路感染，要少喝酒，多喝水，過著規律正常的生活，進行適度的運動。

前列腺按摩

主要是針對慢性非細菌性前列腺炎（慢性骨盆疼痛症候群）進行的按摩。

通常，實施時的體位與直腸觸診相同，仰臥，抬起雙腳與臀部。

醫師戴上手套，手指塗抹潤滑劑插入肛門，隔著直腸壁接觸前列腺，用手指按壓，進行按摩。

藉此能去除前列腺的瘀血，改善血液循環，也有將膿等物質推出到尿道的效果。配合藥物療法過著正常規律的生活，能夠產生治療效果。

一週實行一～二次。為了檢查，可能會臨時採取前列腺液。

急性前列腺炎不可進行這種按摩。可能會讓前列腺內的病原微生物進入血液中，引起菌血症。

前列腺癌的治療

✚發現前列腺癌

這幾十年來，前列腺癌的患者急增。特徵是會緩慢的進行，如果能在早期發現，就可進行各種適當的治療，提高治癒的可能性。過了五十歲後，要接受前列腺癌的檢查。

前列腺癌是高齡男性較多見的癌，九十％的患者都是六十歲以上的男性，且患者數日益增加。原因可能是社會的高齡化或飲食生活的西式化。還有隨著檢查、診斷技術的進步，癌症的發現率提高所致。

前列腺癌的治療有三大支柱，即荷爾蒙療法、放射線療法、手術療法。初期的前列腺癌不會出現症狀。進行較慢，通常在高齡後才被發現。必須要考慮併發症、全身狀態、癌症的進行度、病期、年齡等來決定治療方針。

醫師會對病患充分說明治療效果、副作用、後遺症、併發症或功能障礙等，可選擇對自己負擔較少的治療法。

✚荷爾蒙療法

前列腺癌的發展，與男性荷爾蒙睪丸素有密切關係。在荷爾蒙發揮作用的各階段抑制其作用，讓腫瘤縮小，這即是荷爾蒙療法的目的。

主要是以進行中的前列腺癌為對象，包括睪丸摘除術的外科治療，以及藥物療法的內科治療。

藥物的用量、服藥時間等，要遵守醫師或藥劑師的指示。

①睪丸摘除術（去勢術）

摘除睪丸素分泌源的睪丸（精巢）。手術時間約半小時，有的醫院當天就可讓患者回家休養。

大部分的病患為高齡者，雖然已經告別生殖年齡，但是喪失男性的象徵，精神上難免深受打擊。

②藥物療法——LH-RH拮抗劑

注射會降低男性荷爾蒙睪丸素的體內濃度的LH-RH（促黃體激素釋放素）拮抗劑。

一個月注射一次即可。具有與睪丸摘除術相同的效果，排斥睪丸摘除術的人，可以採用這種治療法。

此外，女性荷爾蒙藥的副作用，即女性化並不顯著，但是，偶爾會出現過敏症。

③藥物療法——抗男性荷爾蒙藥

抑制接受男性荷爾蒙（雄激素）的受體，控制前列腺形成癌症的藥物。對性功能的影響較少，經常與LH-RH拮抗劑併用。但是，會出現肝腎障礙、乳房女性化、性功能減退等副作用。

④藥物療法——女性荷爾蒙藥（合成雌激素藥）

使用女性荷爾蒙雌激素（卵泡素），會降低睪丸的功能，抑制合成睪丸素所需的酵素的功能。與摘除睪丸同樣的，血中的睪丸素濃度降低。而且雌激素也會攻擊前列腺癌。

副作用是會造成女性化，例如乳房擴大等，引起血栓症、心肌梗塞等危險性，要注意。

✚手術療法

標準方法是將前列腺全部摘除的前列腺摘除術。年齡七十五歲以下、無併發症、病期B以前的初期癌病患，適合接受這種手術。

手術法與前列腺肥大症進行的剖腹手術相同，包括恥骨後式與會陰式。不只前列腺，也要一併去除周圍的精囊與淋巴節。需要住院三星期。

如果是早期癌而接受手術，復發的可能性大幅降低。若剖腹後發現大幅轉移，就要中止全摘除術，考慮其他的治療法。

手術的影響是，在手術中會損傷尿道括約肌，或手術後出現尿失禁等後遺症。

前列腺附近有與勃起相關的神經，一旦該神經受損，會引起勃起障礙。但是，如果癌病灶侷限在前列腺內，則可以保存勃起神經，不必擔心。

✚放射線療法

這是利用放射線擊潰癌細胞的方法。病期為B與C的進行癌適合採用這種療法。

病期B只侷限在前列腺，病期C則是前列腺加精囊都在照射範圍內。前列腺癌較不容易受到放射線的影響，需要大量照射。要小心連直腸也暴露在放射線的影響下（腸黏膜的潰瘍會出血）。

一週三次，需要一個半月的治療期間。

不過，可能無法完全擊潰癌細胞，有復發的可能性，因此，要併用荷爾蒙療法。

連正常的細胞都會暴露在放射線中，會出現血便、血尿、尿失禁、倦怠、性功能減退等後遺症。

✚治療法的選擇與生存年數

PSA（前列腺特異抗原）為十微克／毫升以下、經由直腸觸診或超音波檢查無法確認的微小癌或早期癌，轉移的可能性較低，要花一段時間觀察經過。有時候可以實行荷爾蒙療法或放射線療法。

通常，這個階段的癌症到惡化為止，要花十年以上的時間。高齡者不必採取積極的治療。

ＰＳＡ為二十微克／毫升以上、經由直腸觸診或超音波檢查確認病灶，而且出現微小轉移的階段，使用荷爾蒙療法與放射線療法，可存活十年以上。

如果到了癌細胞轉移到全身的階段才發現，則唯一的治療法就是荷爾蒙療法。若荷爾蒙藥無效，就要採取去除痛苦的治療。

✚前列腺結石的治療

前列腺結石本身不會造成不良影響，多半是到泌尿科接受檢查時偶然發現的。若無症狀，就不需要接受特別治療。

如果出現頻尿、排尿困難、排尿痛、會陰部（從睪丸到肛門之間）不適、殘尿、血精液症（精液中摻雜血液）等症狀，可能是前列腺肥大症或前列腺炎造成的。若出現血尿，可能是前列腺癌，要針對病因進行治療。

而結石本身，可以在進行前列腺肥大症或前列腺癌的治療、使用ＴＵＲＰ或前列腺摘除術時，和前列腺的組織一併去除。

若出現發炎或膿尿，要依照前列腺炎的標準進行藥物療法。

第五章　前列腺病患的日常生活

前列腺疾病惡化的原因與預防

✚疾病惡化的原因

前列腺疾病與飲食生活、運動量、性生活有密切的關係，必須注意新陳代謝、血液循環、運動不足、膀胱的負擔等問題。

前列腺疾病，除了前列腺肥大症、癌症、發炎外，還有前列腺結石、前列腺結核、前列腺肉瘤等。依原因的不同，預防法也不同。

關於患者數較多的前列腺肥大症與前列腺炎，其遏止症狀的惡化與進行有很多共通點。

想要舒緩排尿困難，提高生活品質，就要促進新陳代謝，改善血液循環，避免前列腺更為腫大。

如果是前列腺炎，則不可刺激發炎部位，增加疼痛。

酒或香辛料會造成血管充血，刺激發炎部位，增加浮腫。不規律的生活，會降低身體的免疫力，壓力成為疼痛的關鍵。不規律的生活，也會引起失眠或食慾不振。

水分不足，不只會促進尿內的病原菌增殖，也會阻礙多餘物質排出體外。

✚前列腺癌無法預防嗎？

前列腺癌的發生，與男性荷爾蒙息息相關。但是，不見得男性荷爾蒙血中濃度較高的人就容易罹患前列腺癌。

還包括遺傳要因、環境要因與生活習慣等。

雖然懷疑原因是攝取太多動物性脂肪或性生活過度，但是，缺少明確的證據。一旦懷疑，就要節制。

此外，當前列腺癌的病情惡化時，與前列腺肥大症一樣，會出現排尿困難現象。

就算遠離惡化因子，減輕排尿困難的症狀，也無法完全遏止癌症的進行，亦即無法完全預防。

癌症的早期發現早期治療很重要。有機會的話，要接受檢查。

規律的生活與適度的運動

✚規律正常的生活

不只是前列腺疾病，對所有的疾病而言，飲食、睡眠正常，進行適度的運動，避免壓力蓄積，都是遠離疾病的基本方法。

規律正常的生活，是指營養均衡，睡眠充足，工作與休閒取得平衡。平常就要掌握自己的排泄狀態。

飲食生活不規律，有偏食習慣，會造成營養失調，免疫力降低。不只是前列腺疾病，也容易引發各種疾病。

對於中老年人來說，熬夜容易傷身，集中力或注意力降低。

工作勉力而為，會犧牲飲食和睡眠，同時也會蓄積壓力，造成身體失調、疼痛或倦怠等身心症。可能會出現頻尿現象。

不妨藉由娛樂或運動轉換心情，不只能預防疾病，也能使工作與人際關係順暢。

✚進行適度的運動

促進全身血液循環，能使尿順利生成，也能促進排泄作用，使排尿順暢。

運動不足，會使全身的血液循環惡化，引起前列腺浮腫。

想要加以預防，就要活動身體。這也是預防失眠與肥胖的方法。

不必進行劇烈的運動，每天走路半小時或從事伸展體操（柔軟體操）即可，但不要騎腳踏車。

配合自己的體力，每天持續運動，這是重點，同時儘量避免接觸非常冷的天氣。

注意便秘

✚便秘造成的影響

雖然便秘和前列腺肥大症沒有直接的因果關係，但是，便秘也是身體出現問題的一大警訊。

腸的功能不良會引起便秘。腸與膀胱同樣都是由平滑肌構成，不過，膀胱的功能與腸的功能沒有直接關係。

便秘會成為前列腺疾病惡化的因子之一，理由如下。

①成為排便用力的原因

一旦便秘，排便時會用力（增加腹壓）。用力會壓迫前列腺，使其充血。

②偏食的證明

偏食的人容易引起便秘。尤其不攝取膳食纖維的人，亦即不吃蔬菜或根菜類的人，幾乎都有便秘的傾向。

便秘的人因為偏食，也容易罹患腸的疾病、高血脂症、糖尿病等。這會造成身體免疫力降低，引起尿路感染症。

③證明運動不足

適當的運動會刺激腸，促進排便。平日運動不足的人，排便也不順暢。換言之，會使新陳代謝與血液循環狀態不良，也會增加前列腺內的瘀血。

自覺到運動不足的人，要盡量鍛鍊腹肌與背肌，進行扭轉或屈伸腰部的運動，以加速廢物通過小腸。

✚消除便秘的方法

便秘是由於體內的廢物通過大腸的速度太慢，使大腸不暢通所造成的。要消除便秘有各種方法，藥物是最後的手段。最好藉著飲食自然的消除便秘。

飲食方面要定時定量，少吃零食。便秘的人往往用餐時間紊亂，飲食間隔不固定，消化管不知道食物下一次何時會進入管內，因此，會盡量讓食物長時間留置於腸管內。

只要飲食間隔固定，腸管蠕動就能恢復一定的規律。

盡量攝取富含膳食纖維的蔬菜、根菜、海藻類，同時要充分攝取水分。

補給水分

要適度補充水分

因為頻尿而減少攝取水分，會造成反效果。但是，晚上八點過後就要少喝水。

膀胱刺激期，即初期時，白天要多喝水或綠茶，增加尿量。

但是老年人抗利尿荷爾蒙的功能減退，夜間腎臟的血流量不會產生變化，夜間和白天同樣的製造出尿而產生尿意。

要減少夜間起來上廁所的次數，則晚上八點後宜減少水分的攝取量。

晚餐過度攝取太鹹的食物，易口渴而攝取太多水分。

睡前喝紅茶或咖啡，具有利尿效果，也會引起失眠。最好喝溫熱的淡茶。

✚不可過度減少水分

因為夜間頻尿而感到煩惱的老年人，通常在睡前或白天會減少水分攝取量。

但這是錯誤的做法。水分不足，不僅會對身體造成不良影響，也無法改善頻尿。

前列腺肥大症引起的夜間頻尿，並不是因為尿量過多所致，而是肥大的前列腺刺激膀胱造成過敏反應而引起。因此，會頻頻產生尿意，但是，一次的排尿量並不多。

一味的減少水分攝取量而不進行前列腺肥大症的治療，無法改善夜間頻尿，反而會使症狀惡化。

此外，一旦引起脫水，會對腎臟造成不良影響，血液濃稠，易形成血栓，對老年人而言，是不可輕忽的事情。

尿變濃，會成為尿路結石的原因，而尿量減少，無法沖洗掉尿道的細菌，也會成為尿路感染的原因。所以，減少水分的攝取量會造成大問題。

避免飲酒過量

✚為什麼要控制酒量

過度飲酒無法排尿而形成尿滯留狀態的人，更要注意前列腺肥大症。

很多人因為宴會或應酬而多喝了幾杯酒，上廁所時卻無法排尿，下腹膨脹疼痛，冷汗直流，最後只好叫救護車送醫急救。

這些人並不是慢性尿滯留狀態，而是在不知不覺中前列腺肥大的情況已經惡化。

插入導尿管進行導尿，在病床上睡了一晚，第二天早上尿滯留現象消除，當醫師告知罹患前列腺肥大症時，很多人都難以置信。

通常沒有嚴重的排尿困難現象，故不知節酒，使得血管因為大量的酒精而充血，前列腺浮腫，引起尿道閉塞。

✚正確的飲酒法

戒酒是最理想的，若非喝不可，也要適量。適量飲酒，能紓解工作的緊張與壓力，幫助睡眠，消除疲勞。

但是不可一飲而盡，也不可更換地點續飲。就算微量，也不要喝烈酒。為了預防生活習慣病，一週要設定二天以上的禁酒日。

雖然啤酒的酒精濃度較低，但是，利尿效果極強，會加速頻尿。

有尿滯留狀態經驗的人，一定要接受泌尿科的檢查。

不可過度憋尿

✚前列腺肥大症的尿滯留原因有兩種

前列腺肥大的人，為避免引起尿滯留現象，不可過度憋尿。

前列腺肥大症的尿滯留，有兩種原因。

首先是，酒精等刺激，使得腫脹的前列腺更為腫脹。

另一個原因是，膀胱收縮力減弱，排尿功能不順暢所致。

一旦憋尿，膀胱內積滿尿，會使膀胱壁更膨脹。年輕時上廁所排尿，膨脹的膀胱會一舉收縮，尿勢強而有力。

但是肥大進行時，會出現殘尿，膀胱收縮力減弱，有如洩了氣而拉長的氣球一般。這時，脹尿的感覺降低，排尿的神經與肌肉不協調。

長時間憋尿，就算站在馬桶前，也無法立刻排尿。

這是因為尿道外括約肌和膀胱長期過度緊張，造成麻痺的肌肉無法立刻應付神經的刺激，緊張無法放鬆而引起的現象。

換言之，這是神經作用而引起。就算健康的年輕男性，偶爾也會出現這種狀態。

年輕人的腳麻痺和前列腺肥大症都是神經功能鈍化所致，但是，腳麻痺的狀態能夠立刻復原，而前列腺肥大症卻是膀胱神經常常處於麻痺狀態。

✚過度憋尿的不良影響

過度憋尿，會暫時引起排尿困難狀態或尿滯留，對於腎臟和輸尿管造成不良影響。

即使不是如此，無法排尿，尿殘留在體內，尿路難以淨化，也會成為感染的原因。

出現尿意，就要趕緊排尿，不可忍耐。

但是相反的，神經性頻尿的人，為了鍛鍊尿道括約肌，要忍耐尿意，稍微延長排尿時間，藉此能改善頻尿，可是仍然不可過度憋尿。

泡澡的效用

✚避免下半身寒冷

對於排尿障礙而言，下半身寒冷是大敵。最好每天多花一點時間泡溫水澡。

身體虛冷，會使頻尿或排尿困難的症狀惡化。尤其下半身寒冷時，全身血液循環不良，前列腺充血。

冬天從事戶外工作的人，或長時間待在冷氣較強的室內工作的人，要多穿一件貼身衣物，或利用暖暖包等保溫腹部。同時每天泡澡。

使用四十℃左右的水，多花一點時間好好的泡個溫水澡。下半身浸泡在浴缸內，能促進排尿順暢。

泡澡具有放鬆效果，能夠去除全身的緊張（放鬆前列腺的緊張），使骨盆內的血液循環順暢，改善前列腺的瘀血。

此外，身體溫暖能誘導舒適的睡眠。

✚泡澡的其他效用

好幾天不泡澡而身體髒汙時，細菌會經由尿道進入體內，引發尿道炎或膀胱炎等。

排尿順暢時，尿本身會沖洗掉雜菌，但是如果出現殘尿或尿滯留等現象，就喪失此作用。細菌從尿道感染到膀胱，再從膀胱感染到腎臟，稱為上行感染，結果引起腎臟毛病。

為避免發生這種情況，要利用泡澡保持身體清潔。

不過相反的，出現急性前列腺炎或尿道感染時，在治療結束前，盡量少泡澡。

避免久坐

前列腺肥大症與慢性前列腺炎是一種職業病

採取相同姿勢久坐，骨盆內的血液循環不良，容易引起排尿困難。

每天長時間坐在椅子上工作的人，容易助長前列腺肥大症惡化。此外，罹患慢性前列腺炎的人，長時間坐辦公桌易使症狀惡化。

長距離騎自行車，或坐飛機時間長達十幾個小時，也容易引起排尿困難。

這是因為久坐，骨盆內形成瘀血狀態，前列腺充血，壓迫尿道所致。

當然，久坐本身不會成為前列腺炎或前列腺肥大症的原因，但是會使症狀惡化，要注意。

✚改善血液循環，減少膀胱的負擔

要去除骨盆內的瘀血，就要活動身體，促進血液循環。工作一小時後，要從椅子上站起來，做伸展運動，或走動一下，中斷對於下腹部的持續壓迫。

為了減輕物理的壓迫，要避免坐太硬、太小的椅子，可以活用坐墊。

不要長時間保持相同的姿勢，要下意識的變換姿勢。尤其長時間正坐或盤腿坐的姿勢，會使下半身的血液循環不良。

熬夜打麻將或長時間坐著持續喝酒，會對膀胱和腫脹的前列腺造成負擔，容易引起尿滯留。

前列腺炎患者要多補充水分，每天喝二～三公升的礦泉水，可以刺激尿流。也可預防尿液滯留、膀胱炎。

飲食的工夫

問題不在食物而在吃法

罹患前列腺疾病而飲酒過度時，會促進前列腺內充血，務必要控制酒量。香辛料和酒一樣，會使前列腺充血，不可過度攝取。尤其太強烈的香辛料會刺激腸，引起胃腸問題。

並沒有特別會危害前列腺疾病的食物，問題在於偏食的生活。均衡的攝取各種食品，不只能預防前列腺疾病，也能預防各種生活習慣病。

例如，動物性脂肪太多的飲食，會增加男性荷爾蒙的濃度，對前列腺肥大症與前列腺癌造成不良影響。在此之前，也可能會出現高血脂症、高血壓、動脈硬化、肥胖等。

盡量減少膽固醇含量較多的肉類，多攝取膳食纖維含量豐富的蔬菜，藉此也能預防便秘。

日式食品多半採用低脂肪、高蛋白的食材，同時富含維他命、礦物質、膳食纖維，非常健康。

但是，要避免過度使用鹽與醬油，在調味上下工夫，減少鹽分的攝取量。

建議的食品

①富含膳食纖維的食品

便秘會對肛門附近的前列腺造成不良影響。為了調整排便，要多攝取膳食纖維。海帶、海苔、蘿蔔乾、葫蘆乾、竹筍、寒天、海藻類等，都是不錯的選擇。

②富含β胡蘿蔔素的蔬菜

β胡蘿蔔素能夠提升免疫力。胡蘿蔔、菠菜、青紫蘇、荷蘭芹、茼蒿、韮菜中含量較多。

③富含維他命C的蔬果

維他命C不僅能活化細胞，也具有殺菌作用。過剩攝取維他命C，會排泄到尿中，不具傷害性。同時也具有擊潰膀胱炎等原因菌的效果。

不過，吃太多水果，會攝取太多糖分。果糖是蛀牙的原因，要注意。

荷蘭芹、花椰菜、高麗菜芽、苦瓜、葡萄柚中，含有較多的維他命C。

④富有黏液的食品

帶有黏液的食品，例如，山藥、納豆等，具有減輕頻尿的作用。高蛋白、低熱量，含有豐富的礦物質與膳食纖維，要積極的攝取。秋葵和滑菇也能減輕頻尿。

⑤其他有效食品

蘋果能使水分的代謝功能保持正常，改善排尿不順暢與頻尿，也能預防便秘，同時間接抑制對膀胱的刺激。

西瓜具有利尿效果。前列腺肥大症初期，需要促進排尿順暢，夏天要經常吃西瓜。

但是，食用過量易造成身體虛冷，要注意。

蘘荷等辛味成分，能促進血液循環順暢，也是一種中藥，能去除全身的瘀血。

小紅豆有助於排除體內多餘的水分，具有利尿作用，長久以來當成慢性腎炎的治療藥使用。也能使荷爾蒙功能順暢，提高免疫功能，抑制發炎。

注意藥物的強化作用與複合作用

✚ α_1受體阻斷劑不只是用來治療前列腺的藥物

前列腺肥大症初期的人，或頻尿、尿急等症狀激烈的人，可以使用α_1受體阻斷劑（α阻斷劑）。但是，這些藥具有鎮靜神經緊張的作用，為了降血壓、抑制心悸與咳嗽時都會使用。

高血壓患者罹患前列腺肥大症而到別家醫院就醫時，務必要告訴主治醫師自己正在服用降壓劑，否則可能重複開α_1受體阻斷劑處方。結果，因為藥效過強使得血壓過度下降，引起頭暈。

血壓異常降低時，思考力與注意力遲鈍，容易造成意外事故。

✚糖尿病與前列腺疾病

隨著年齡的增長，大多數人或多或少都有一些宿疾，其中最需要注意的就是糖尿病。

糖尿病本身對前列腺肥大不會造成影響，但是，糖尿病惡化時會引起尿道炎、前列腺炎、膀胱炎等尿路感染症，也容易罹患感冒、肺炎、腎盂腎炎、膽囊炎、牙周病等感染症，一旦罹患，往往久久不癒。

例如，出現細菌性前列腺炎時，是否併發糖尿病，會大大的影響復原期間。

持續罹患糖尿病時，身體的抵抗力即免疫力減退，血糖或尿糖增加，細菌容易在體內繁殖。

擁有糖尿病等毛病的人，平常就要努力改善生活習慣，過規律正常的生活，攝取均衡的營養，做適度的運動。

前列腺手術的後遺症與日常生活

✚伴隨治療產生的副作用與後遺症

前列腺疾病的治療有很多種方法，大致上分為藥物療法、放射線治療、手術療法。

藥物療法或多或少都有副作用，必須衡量副作用與效果的大小。放射線治療，也會因為暴露量或暴露期間而引起不良併發症（放射線障礙）。一旦中止藥物療法與放射線治療，副作用與併發症就會消失。

動前列腺癌手術，不只是部分組織，甚至連前列腺及其周邊的臟器與器官也會一併去除。

要覺悟到治療後會出現一些後遺症，喪失排泄功能或性功能等。

✚前列腺肥大症的手術

接受剖腹時，會將肥大的前列腺內腺部全部摘除。與動癌症手術同樣的，手術後可能會引起尿失禁或勃起障礙，出現逆行性射精。

內視鏡手術的代表ＴＵＲＰ，可能會出現手術中出血或ＴＵＲＰ反應。術後可能會出現尿道狹窄、逆行性射精、尿失禁等併發症。

尿道狹窄或尿失禁不像剖腹手術的後遺症那麼嚴重，幾乎都能夠改善，但是逆行性射精則無法復原。

✚前列腺癌的手術

對於惡化的前列腺癌進行手術時，要摘除膀胱與尿道之間的前列腺，以及其周邊的淋巴節和組織，然後將膀胱聚攏，與尿道縫合。

因此，膀胱會受到拉扯，容量變小。

此外，緊縮尿道的尿道外括約肌及加以調節的神經，與前列腺相鄰，摘除前列腺時，可能會被波及。

受此影響，術後會暫時出現尿失禁。

隨著體力的恢復，括約肌與神經功能恢復，能慢慢改善尿失禁，但有時也難以改善。

年紀越大或癌病灶越大的人，越難復原。

前列腺附近有與勃起相關的神經和血管。依癌症程度與手術法的不同，可能會傷及這些神經，術後可能會引起勃起障礙。

✚尿失禁對策

前列腺手術後出現的尿失禁，是因為膀胱過敏，緊縮尿道的尿道外括約肌功能不全所致。

對策是，利用藥物使膀胱肌肉穩定，或提高括約肌的功能。

如果復原不良，也可將膠原蛋白注入尿道加以改善。

前列腺手術原本就是為了改善排尿障礙而進行。以ＴＵＲＰ為代表的內視鏡手術，其目的就在於此。當然會伴隨一些毛病出現，但是，大部分的問題都可迎刃而解。

利用高週波或雷射的治療例急增，與手術相比，對身體的負擔較小，也較不用擔心後遺症障礙。

罹患前列腺癌時，會以去除癌病灶及延長生存年數為目的而進行手術。當然，改善因為癌症而引起的排尿障礙也是目的之一。為避免後遺症，醫師會密切觀察而進行手術。

但是，如果癌細胞已經侵襲到與排尿或性功能相關的神經或組織，則保存這些神經或組織反而會危害身體。

因此，下定決心與癌症搏鬥而選擇手術時，要以平常心接受後遺症的尿失禁。

尿失禁是令人苦惱的症狀，不過，隨著手術法的進步，全摘除後引起尿失禁的機率也大幅下降。

現在已經開發出尿失禁患者專用的尿布，善加利用，不會影響社會生活。

追蹤調查手術一年後的患者，大部分的人都表示「偶爾只有在咳嗽或打噴嚏時才會漏尿」、「不會感覺對生活造成妨礙」。

✚性功能障礙的想法與對策

結束前列腺手術後，要充分攝取水分，盡量排泄。此外，要避免騎自行車、從事過度劇烈的運動，或長時間進行刺激、壓迫陰部的運動。

所以，只要不是長時間過度的性行為，都不會造成傷害。

問題在於出現性功能障礙時。

出現勃起障礙而無法滿足性生活時，也不用太擔心。

可將棒狀塑膠物體植入陰莖，但是，經常保持勃起狀態看起來很不自然，最近，開發出在進行性行為時才使用的棒狀器具。

另一個方法是，使用誘發勃起的藥物，但是，不會伴隨出現射精現象，會殘留不滿足感。

這種藥物原本是血管擴張劑，心肌梗塞、狹心症、高血壓患者不可使用。

而且可能引起副作用，或因為勃起障礙的原因不同，有時無法出現效果。

前列腺肥大症的劃時代手術療法

✚藥物療法與手術療法

前列腺肥大症與性荷爾蒙有關，治療法有內科療法即藥物療法，以及手術療法。

可使用以女性荷爾蒙和植物萃取物為主要成分的藥劑，但是，投與女性荷爾蒙的效果不彰，也可能會使乳房女性化，性功能減退，因此，最近專科醫師較少使用。

根據泌尿科的臨床經驗，植物萃取物成分具有消炎作用、尿路殺菌作用、強化逼尿肌的收縮力，能使排尿作用順暢，但是，對於腫瘤本身並不具有縮小作用。

換言之，藥物療法只能暫時改善排尿障礙，算是一種消極的治療法，剩下的手段，可能就是依賴手術了。

的確，現階段能夠對前列腺肥大症直接產生作用的方法，就是手術療法。前列腺是只有男性才有的器官，通常在五十歲層左右發病，尤其以六十～七十歲層的男性最多見。雖說決定性的治療法是手術療法，但是，問題在於手術的技術。

隨著醫療技術的進步，目前主要是使用「經尿道前列腺切除術」（簡稱TURP）。

這是由美國導入的方法，手術技術專精。直接對前列腺動刀，和以往的手術法相比有一些優點，堪稱是劃時代的治療法。

✚經尿道前列腺切除術的優點

①死亡率較低

前列腺肥大症的患者以高齡者居多，以往的死亡率約四%，而接受TUR

P手術後的死亡率為〇・四%以下。

②併發症較少

主要併發症為副睪炎與前列腺被膜穿孔。以往的手術法，發生副睪炎的機率為十~十五%。而接受TURP手術者，併發副睪炎的機率為六・二%、前列腺被膜穿孔為四・一%，其他的併發症，像急性心臟衰竭、急性腎衰竭、血清肝炎等，則都在一%以下。

③治療效果較高

關於排尿障礙的治療，實行一次TURP後完全治癒者為九四%，沒有完全治癒但有所改善者為二%，再度實行TURP而得到改善者為二・五%，總計治療效果達九八・五%。

④性功能障礙較少

手術後的性功能障礙，因手術法的不同而有不同。其中以會陰式手術出現障礙的機率較高，TURP較低。

⑤術後的疼痛較少

術前會進行麻醉，但是，幾乎不會出現術後的疼痛。疼痛可能是前列腺被膜或膀胱穿孔所致。此外，血液或切除碎片塞滿導管造成膀胱脹滿尿時，也會引起疼痛。

前列腺並沒有感覺疼痛的神經，進行ＴＵＲＰ後，也不會使用麻藥或鎮靜劑，對於接受手術的病患而言是一大福音。

⑥縮短住院期間

術後三～四天即可下床走路，只要肉眼看不到血尿，就可以拔除導管，其後數日觀察經過，若無大礙，即可出院。

快的話，術後一週內即可出院，老年人或出現併發症的患者，最好在經過一週的安全期後再出院。與以往的住院期間相比，時間縮短了一半，可以減輕患者的經濟負擔。

ＴＵＲＰ的安全性較高，不會切除皮膚或肌肉，術後的疼痛與性功能障礙較少，對病患來說是理想的手術。

ＴＵＲＰ不同於一般的手術，只由一位醫師觀察內視鏡，因此，操刀的醫師需要擁有相當專業的熟練技術。

進行前列腺肥大症的ＴＵＲＰ，需要高難度的技術，一分鐘只能切除一公克。如果是一〇〇公克以上的巨大腫瘤，不如選擇剖腹手術，短時間內出血量較少。

兼具治療與預防效果的中藥

前列腺肥大症是中老年男性的宿命

五十歲以上的男性，夜晚頻頻出現尿意，想要排尿，但是到尿排出為止，要花較長的時間，排尿不順暢，排尿後有殘尿。出現這些症狀的人，首先要懷疑可能是前列腺肥大。這是典型的前列腺肥大症初期症狀。

前列腺肥大症是男性特有的老化現象之一，也是高齡男性的煩惱，堪稱是中老年男性的宿命。

最近平均壽命延伸，因為前列腺肥大症而煩惱的人增加。和膀胱炎一樣，是相當普遍的泌尿科疾病。

雖說目前能夠根治前列腺肥大症的手段是動手術，但是，前列腺肥大症的病患，幾乎都是年過五十的中高年齡層，所以不太願意動手術。

在進行最後的手術治療前，可先嘗試利用中藥來治療。利用中藥治癒前列腺肥大症的例子並不少。

✚期待八味丸的效果

中醫的診斷，會依實證或虛證而給不同的處方。介紹如下。

〈實證〉

①桃核承氣湯

適合體力充實、脈力與腹力充足者。臉色淺黑或略紅，有頭暈、肩膀酸痛、臉發熱但腳冰冷的前列腺肥大症患者適用。

②龍膽瀉肝湯

體格壯碩、體力充實、脈力與腹力穩定者適用。能改善排尿不順與便秘。

〈虛證〉

③八味丸

八味丸是治療前列腺肥大症常用的中藥。前列腺肥大症的人多半屬虛證。

八味丸是體力減退的虛證患者使用的藥物，因此，很多人認為臉色不佳、身體衰弱時適用。其實不然。

就算體格壯碩、看似實證型的人，做腹部檢查，經常發現上腹部有力但下腹部無力，同時出現腰部以下無力的情況，即出現八味丸的適應症。

此外，出現膝抖顫、容易跌倒、夏天腳熱而冬天腳冷等八味丸的適應症時，即使是屬於體格壯碩的實證型患者，也可以服用八味丸。

出現前列腺肥大症的初期症狀，即排尿不順、夜間頻尿時，服用八味丸能改善症狀，同時有助於預防前列腺肥大症。

第六章　前列腺疾病的食療

健康的食譜，是保障男人年輕、活力、強健的良藥。前列腺疾病是中老年男性常見的疾病。目前病因尚無法完全了解，一般認為與荷爾蒙的平衡失調有關。早期可藉由藥物緩解症狀，晚期則要接受手術治療。當然，食療也有助於舒緩症狀，延遲病情發展。

以下介紹能改善前列腺疾病的各種食療法。

對前列腺疾病有效的食品

✚綠　茶

根據研究報告指出，綠茶能抑制前列腺癌的病情。綠茶中含有抗氧化成分多酚，能延緩癌細胞的生長與擴散，雖然不會讓腫瘤縮小，卻能抑制癌細胞迅速發展。

每天喝綠茶，可降低末期前列腺癌的發生率。綠茶中的兒茶素，能控制睪丸素的濃度，避免罹患前列腺癌。睪丸素是一種男性荷爾蒙，是引起前列腺癌的原因之一。

✚番茄

番茄含有糖類、蛋白質、脂肪、各種維他命和礦物質、有機酸、果膠、茄紅素、番茄鹼等。番茄中的茄紅素易被人體吸收。茄紅素能抑制男性荷爾蒙的分泌，預防前列腺癌。

茄紅素能清除前列腺中的自由基，保護前列腺組織。熟番茄中的茄紅素含量更多，經常攝取，可抑制病情或加以預防。

✚紅酒

中老年男性喝紅酒，可以降低前列腺癌的罹患率。紅酒中含有黃酮醇，能抑制癌細胞的成長。

紅酒能提高抗氧化作用，預防動脈硬化，對於男性的老人痴呆也有效。

南瓜籽

南瓜籽能對前列腺肥大發揮特殊作用。南瓜籽中富含不飽和脂肪酸，能改善肥大的前列腺，在早期使用南瓜籽，能治癒疾病。

南瓜籽中有含有泛酸，即維他命B_5，能改善前列腺疾病的併發症心臟病與高血壓。

前列腺疾病的養生茶

通閉茶

〈材料〉車錢子一錢、甘草六錢、黃耆五錢、升麻二錢、淫羊藿五錢、牛膝八錢、滑石八錢。

〈作法〉四碗水煮成一碗。溫服，早、晚飯後喝一碗。

〈效用〉利水通閉。

✚行氣茶

〈材料〉荔枝核三錢、橘核三錢、黃耆一兩、滑石六錢、木通三錢、王不留行四錢、甘草一．五錢、玉米鬚一兩、茯苓五錢。

〈作法〉四碗水煮成一碗。溫服，早、晚飯後喝一碗。

〈效用〉益氣行氣。

✚白茅根茶

〈材料〉玉米鬚二十公克、白茅根三十公克。

〈作法〉加入一公升的水共煮，煮沸後改用中火繼續煮到半量後熄火，取藥汁溫飲。

〈效用〉清熱利尿、止血，治前列腺術後血尿。玉米鬚能利水消腫，清利肝膽，降血壓。白茅根能涼血止血，清熱利尿。

✚二紫通尿茶

〈材料〉紫花地丁、紫參、車錢草各十五公克，海金砂三十公克。

〈作法〉研成粉末置於保溫瓶中，以沸水五〇〇毫升悶泡十五分鐘，代茶飲用。每日一次，連服五～七天。

〈效用〉改善前列腺炎、排尿困難、頻尿、排尿痛等。脾胃虛寒者忌用。

✚排毒茶

〈材料〉淫羊藿一錢、茯苓一．五錢、荷葉一錢、葛根二錢、丹參一．五錢、菊花二錢、枸杞五錢。

〈作法〉將藥材平分為3份，每份加沸水二五〇cc沖泡二十分鐘。

〈效用〉健脾補氣，利水，促進血液循環，預防動脈硬化，消除血脂肪，強化性腺功能。

✚爵床紅棗湯

〈材料〉爵床草一〇〇公克、紅棗三十公克。

〈作法〉爵床草洗淨切碎，和紅棗一起加水一公升共煮到四〇〇公克。每天二次飲藥汁吃棗。

〈效用〉利水解毒，改善前列腺炎。

✚甘蔗白藕汁

〈材料〉鮮甘蔗、嫩藕各五〇〇公克。

〈作法〉鮮甘蔗去皮切碎取汁。嫩藕去節切碎取汁，兩者混合飲用。

〈效用〉利尿，改善臉色蒼白、舌質淡白、虛寒。

✚玉米鬚車錢飲

〈材料〉玉米鬚五十公克、車錢草二十公克、甘草十公克

〈作法〉加水五〇〇毫升共煮到四〇〇毫升，去渣溫服，每天三次。

〈效用〉利水消腫，促進排尿順暢。

✚玉米鬚香蕉皮飲

〈材料〉玉米鬚、香蕉皮各五十克。

〈作法〉將玉米鬚、香蕉皮分別洗淨，切碎後同入沙鍋，加水六〇〇毫升，用小火煎成三〇〇毫升，以潔淨紗布過濾，取汁即成。

〈效用〉利尿降壓，適用慢性前列腺炎、尿路感染等症。

✚紅豆西瓜湯

〈材料〉西瓜皮、紅豆、白茅根各五十克。

〈作法〉將西瓜皮連同翠衣洗淨後切成小塊，白茅根洗淨後亦切成同樣小塊，紅豆淘洗淨，將三物同入砂鍋中，加適量清水煎湯，以文火煮半日以上即可。

〈效用〉小便淋澀不利、血尿等病有良好效果。

✚蘿蔔葉汁

〈材料〉蘿蔔葉八片、胡蘿蔔和蘋果各一五〇克。

〈作法〉蘿蔔葉洗淨，和切丁的胡蘿蔔、蘋果一起榨汁。

〈效用〉膀胱炎（排尿痛、尿中帶血）、貧血。

✚甘蓮綠茶

〈材料〉甘草五克、蓮花二十克、綠茶三克。

〈作法〉採收含苞待放的蓮花蕾，清洗乾淨，與甘草一起加水三〇〇毫升，煮沸十分鐘，再加入綠茶，待冷卻即可飲用。每天服一劑，分三次飲用。

〈效用〉具涼血止血，生津潤肺的功效，適用於攝護腺肥大、尿血等症。

✚絲瓜綠茶

〈材料〉絲瓜一〇〇克，綠茶二克。

〈作法〉將新鮮絲瓜刮去表層粗棱皮，並將其切成片，放入鍋內，加適量的水，煮沸五分鐘後，加入綠茶即可服用。每天服用一劑，分三次服用。

〈效用〉清熱解毒，涼血止血，適用於治療尿少色黃、尿血等症。

✚金錢玉米綠茶

〈材料〉金錢草、玉米鬚各六十克，綠茶五克。

〈作法〉將金錢草、玉米鬚清洗乾淨，如綠茶一起放入鍋內，加水適量，煮沸十五分鐘，先後煎二次，合併二次汁液飲用。每天服一劑，不拘時頻頻服用。

〈效用〉具清熱化濕、利尿排石的作用。

✚通草小麥綠茶

〈材料〉通草十克，小麥二十五克，綠茶三克。

〈作法〉將通草、小麥清洗乾淨，放入砂鍋內，加入適量的水，煮沸二十分鐘，加入綠茶，即可飲用。每天服用一劑，分三次飲用。

〈效用〉具利水通淋的作用，適用於治療前列腺炎、泌尿系統感染。

✚白茅根綠茶

〈材料〉新鮮白茅根十五克，綠茶五克。

〈作法〉將白茅根摘淨根鬚，清洗乾淨，放入砂鍋內，加入適量的水，煮沸十分鐘，再加入綠茶，稍煮片刻，去渣取汁，即可飲用。每天服用一劑。

〈效用〉清熱利尿、涼血解毒，適用治療血尿等症。

✚藤瓜綠茶

〈材料〉藤瓜乾品六十克，綠茶二克。

〈作法〉將藤瓜切成片，清洗乾淨，放入砂鍋內，加水六〇〇毫升，煮沸五分鐘，再加入綠茶，每天服用一劑，飯後分三次飲用。

〈效用〉利水通淋，適於治療泌尿系統結石等症。

✚雙紅飲

〈材料〉紅糖五十克，紅茶十克。

〈作法〉將紅糖、紅茶放入茶壺內，以開水沖泡，加蓋，浸泡十分鐘，取濃汁飲用，每天飲用一劑。連續飲用一個月。

〈效用〉具健脾利尿，解毒收斂的功效。

✚蠶豆殼紅茶

〈材料〉紅茶葉三克、乾蠶豆殼十五克。

〈作法〉將紅茶葉、乾蠶豆殼放入砂鍋內，加水適量，置於火上煮，取濃汁飲用。每天飲用一劑。

〈效用〉具清熱利尿功效，適用於治療尿少等症。

✚紅茶豆皮飲

〈材料〉紅茶葉、蠶豆殼各二十克，冬瓜皮五十克。

〈作法〉將紅茶葉、蠶豆殼、冬瓜皮放入砂鍋內，加三碗水煎至一碗水，置於火上，煮取濃汁飲用。

〈效用〉具有健脾利水的功效。

前列腺疾病的養生食譜

✚和風雞肉捲

〈材料〉去骨雞腿肉三根、小黃瓜⅓根、胡蘿蔔⅓根、木耳六朵、迷迭香一小匙、胡椒鹽少許、麻油一小匙。

〈作法〉

①去骨雞腿去皮，用胡椒鹽、麻油、迷迭香醃腿肉。

②小黃瓜、胡蘿蔔、木耳洗淨切絲，置於醃好的雞腿肉上，捲起後用棉繩綁緊，放入烤箱中烤，烤好的雞肉切片盛盤。

✚白腐紅鮭

〈材料〉豆腐三大塊、紅鮭魚肉二〇〇公克、枸杞½小匙、薑片、蔥段、蠔油二小匙、米酒一大匙、芡粉少量、鹽一小匙。

〈作法〉

①鮭魚切成十二小塊，加入薑、蔥段、鹽、米酒醃泡。

②豆腐切成兩半，夾入醃好的鮭魚蒸熟。

③枸杞、蠔油以芡粉勾芡、淋於蒸熟的白腐紅鮭上。

✚梅汁南瓜

〈材料〉中型南瓜一個、陳年梅子（含汁）一杯。

〈作法〉

①南瓜去皮和籽，切成薄片備用。

②切好的南瓜薄片和陳年梅子與汁拌勻，放入冰箱至入味即可食用。

✚南瓜天婦羅

〈材料〉南瓜三〇〇克、蓮藕八十克、大葉四片、天婦羅的油炸料（雞蛋一個與一杯水混合、麵粉一杯、粉茶一大匙）、醬油露適量、茶鹽（粉茶七：炒鹽三）。

〈作法〉

①南瓜切為七㎜厚度。蓮藕去皮後切片，泡在醋水（材料外）中去除其澀味。

②將蛋打散，加入冷水，再加進麵粉混合均勻，然後再加粉茶，作成茶油炸料。

③將①項裡上茶油炸料，用中溫油炸。

④食用時可依各人喜好，沾醬油露或茶鹽。

✚山藥南瓜湯

〈材料〉山藥半斤、南瓜四兩、薑三片、白扁豆一兩、薏仁三兩、松子一大匙、牛奶一碗、鹽適量。

〈作法〉

①山藥、南瓜去皮洗淨後切成丁，用電鍋蒸熟備用。

②薏仁、白扁豆、薑加水二公升浸泡一小時，煮三十分中後過濾取汁，與山藥、南瓜一起用果汁機攪勻，倒入鍋中煮滾，加入牛奶、鹽調味，撒上松子即可食用。

✚大排蘑菇湯

〈材料〉大排骨五〇〇克，鮮蘑菇二百克，番茄一百克，黃酒、精鹽、味精適量。

〈作法〉

①每塊大排骨用刀背拍鬆，再敲斷骨髓後加油，鹽醃十五分鐘。

②水沸放入大排，撇去沫加酒，用文火煮三十分鐘，加入蘑菇再煮十分鐘。調味並投入番茄片煮沸。

✚帶絲湯

〈材料〉海帶十克，食鹽三克，胡椒粉二克，味精三克、肉湯適量。

〈作法〉

①肉湯燒沸，放入洗淨的海帶絲、胡椒粉。

②繼煮二～三分鐘，放入食鹽、味精即成。

✚綠豆南瓜湯

〈材料〉乾綠豆五十克，老南瓜五〇〇克，食鹽少許。

〈作法〉

①乾綠豆用清水淘去泥沙，濾去水，趁水未乾時加入食鹽約三克，拌合均匀，略醃三分鐘後用清水沖洗乾淨。

②老南瓜削去表皮，摳去瓜瓤，用清水沖洗乾淨，切成約二公分見方的塊待用。

③鍋內注入清水約五〇〇毫升，置武火上燒沸後，先下綠豆煮沸二分鐘，淋入少許涼水，再沸，即將南瓜塊下鍋內，蓋上蓋，用文火煮沸約三十分鐘，至綠豆開花即成，吃時可加少許食鹽調味。

✚茉莉銀耳湯

〈材料〉銀耳二十五克，茉莉花二十朵，清湯一五〇〇克，料酒十五克，精鹽、味精各適量。

〈作法〉

①銀耳用涼水浸泡，脹發後摘去根和變色的部分，用涼水洗淨，在開水中汆一遍，再放入涼水漂涼待用。茉莉花去蒂用清水洗淨，扣在盤中（以防失去香味）待用。

②鍋中放入清湯，下入銀耳、料酒、鹽、味精，湯開後撇去浮沫，盛入湯碗中，再將茉莉花撒在碗中。

✚馬齒莧綠豆湯

〈材料〉新鮮馬齒莧一二〇克（或乾品六十克），綠豆六十克。

〈作法〉

①新鮮馬齒莧、綠豆煎湯服食。

②每天一、二次，連服三天。

✚玉米汁鯽魚湯

〈材料〉鯽魚一條（約三五〇克），玉米鬚、玉米蕊各一〇〇克，黃酒、蔥節、生薑、味精各適量。

〈作法〉

①玉米鬚與蕊加水煮沸二十分鐘後，瀝出汁待用。

②鯽魚去鱗和腸雜，加酒漬片刻氽入汁水中，加上黃酒、薑片燴三十分鐘，撒上蔥花。

✚鮒仔魚珊瑚盅

〈材料〉南瓜十二兩、蛋白十二粒、鮒仔魚二兩、甜豆四兩、芡粉一小匙、鹽½小匙、味精¼小匙、沙拉油一小匙。

〈作法〉

①南瓜蒸熟，加入蛋白作成顆粒狀。

②用高湯加鮒仔魚勾芡盛碗，上放甜豆即可。

✚蒲公英桃仁粥

〈材料〉蒲公英三十克，大米一〇〇克，桃仁十克，蘆根三十克。

〈作法〉

①薄公英洗淨，與蘆根、桃仁一起用水煎，去渣取汁備用。

②將大米洗淨，放入沙鍋內，加入煎好的藥汁，添適量清水，置大火上煮，水沸後改小火繼續煮至米開花，粥調即成。

✚核桃芡實粥

〈材料〉糯米粉、芡實粉各五十克，核桃肉三十克，紅棗十五枚去核。

〈作法〉

①將糯米、芡實粉用涼開水打成糊。

②放入沸水中，與洗淨的紅棗、核桃肉煮熟成粥糊即可。

✚小米牡蠣粥

〈材料〉鮮牡蠣一〇〇克，小米六十克，大米一〇〇克，生薑絲、熟豬油、醬油、精鹽、味精各適量。

〈作法〉

①將小米、大米揀去雜質，淘洗乾淨，放入沙鍋內，加清水適量煮粥。

②把牡礪、熟豬油、醬油、生絲、精鹽、味精，拌勻，改用小火煮至牡蠣熟爛即成。

十三鮮湯麵

〈材料〉雞湯麵五〇〇克，蝦肉片、熟雞肉絲、水發海參片各五十克，醬油、精鹽、味精、鮮湯各適量。

〈作法〉
①把麵條放入開水鍋中煮熟，撈入碗中。
②炒鍋上火，注入鮮湯燒開，下入海參片、熟雞肉絲、蝦肉片、醬油、精鹽、味精，燒開後，澆在麵條上。

十蝦仁鱔魚湯麵

〈材料〉麵條二五〇克，蝦仁五十克，鱔魚片三十克，蔥花、生薑末、精製植物油、醬油、黃酒、精鹽、味精、鮮湯、雞蛋清、濕太白粉各適量。

〈作法〉
①將蝦仁洗淨，放入碗中，加精鹽、雞蛋清、味精、太白粉拌勻，放熱油

鍋中炒熟撈出。

②鱔魚片洗淨，瀝乾，切段。

③炒鍋上火，放油燒熱，下入鱔魚片，炸二分鐘，至黃亮香脆時撈出，瀝乾油。

④鍋放油、蔥花、生薑末煸香，加入炸好的鱔魚片和炒過的蝦仁，再放入醬油等調味料，再加鮮湯和適量水燒開，放入麵條煮熟，盛入碗中，淋上麻油。

✚黑芝麻薏苡仁羹

〈材料〉黑芝麻、薏苡仁各五十克，枸杞子二十克。

〈作法〉

①將黑芝麻去雜，淘洗乾淨，曬乾，放入鐵鍋，用文火炒熱出香，趁熱研成細末，備用。

②薏苡仁、枸杞子分別洗乾淨，同放入沙鍋，加水適量，大火煮沸後改用

小火煨一小時，待薏苡仁酥爛呈黏稠狀，調入黑芝麻細末，攪拌均勻即成。

✚甜椒肉餅

〈材料〉紅椒、黃椒各一個，豬絞肉二〇〇公克、蛋½個，蔥、薑、起司絲各少許，鹽一小匙。

〈作法〉

①全部甜椒切成一公分寬的圓圈狀，去籽，內側表面抹上少許芡粉。蔥、薑切碎備用。

②絞肉、蛋、蔥末、薑末與所有調味料一起拌勻備用。

③甜椒圈內填入絞肉，用一八〇度的烤箱烤二十分鐘。

✚小米蹄雀肉羹

〈材料〉鵪鶉三隻，小米三十克，荸薺粉十五克，蔥白二根，精鹽適量。

〈作法〉

①將鵪鶉剖殺，去內臟、腳爪、洗淨。
②蔥白洗淨，切成蔥花。荸薺粉用水濕潤。
③小米洗淨，與鵪鶉肉、蔥花在一同放入鍋內，加清水適量，大火煮沸後，小火煲二小時，加入濕荸薺粉攪勻，煮沸後，加精鹽調味食用。

✚花生核桃山楂糊

〈材料〉花生五十克，核桃仁、山楂、黑芝麻各三十克，紅糖二十克。

〈作法〉

①將花生洗淨，曬乾，入鍋，小火翻炒至熟，出香，備用。
②黑芝麻洗淨，入鐵鍋，微火炒香，待用。
③將核桃仁洗淨，曬乾或烘乾。
④山楂洗淨，切片，去核後曬乾或烘乾，與炒花生、炒黑芝麻、核桃仁等拌勻，共研細末，拌入紅糖即成。

✚荷葉三豆飲

〈材料〉荷葉十五克，白扁豆粒、黃豆各五十克，綠豆一〇〇克。

〈作法〉

①荷葉、白扁豆粒、黃豆、綠豆洗淨。

②加水煎煮至熟爛後，取濃汁飲用。

✚肉燜豌豆

〈材料〉豌豆五〇〇克，豬肉一〇〇克，精鹽、白糖、鮮湯、濕太白粉、植物油各適量。

〈作法〉

①將豬肉切成同豌豆大小的肉粒，把從豆莢中剝出的新鮮豌豆用清水淘過，瀝乾水。

②炒鍋上火，放油燒熱，倒入豬肉粒炒散。

③當炒乾水並出現油時，即倒入豌豆，與肉粒同炒，然後加鮮湯、精鹽，用小火燜至豌豆熟透酥爛時，加白糖拌勻，用濕太白粉勾芡，盛盤即成。

✚茄汁豌豆炒飯

〈材料〉米飯四〇〇克，豬瘦肉一五〇克，熟豬油三十克，鮮豌豆二〇〇克，番茄醬十克，紫菜、精鹽、黃酒、生薑、蔥各適量。

〈作法〉

①蔥洗淨，切小段。生薑洗淨，切片。豌豆剝去皮，洗淨。

②番茄醬放碗內，加少量水調稀備用。

③豬肉洗淨，放在開水鍋內，加蔥段、生薑片、黃酒煮熟，撈出切小丁。

④炒鍋上火，放油燒熱，加入豌豆及少許精鹽，炒熟出鍋。

⑤炒鍋上火，放油燒熱，倒入米飯和熟肉丁，加適量精鹽炒透，再倒入炒豌豆和番茄汁，炒勻，加入紫菜即成。

✚三豆蜜糕

〈材料〉蠶豆、黑豆、紅豆各一〇〇克，糯米一五〇克，蜂蜜適量。

〈作法〉

①將三種豆用冷水泡發，蠶豆剝去皮，一起放在炒鍋內。

②加水適量，用小火煮爛，碾成泥，加入蜂蜜，調成餡備用。

③糯米淘洗乾淨，放在搪瓷盆中，加適量水蒸熟。

④將熟糯米和三種豆餡分層攤在紗布上，抹平，切成適當小塊即成。

✚山藥桂花泥

〈材料〉山藥四〇〇克，豌豆三〇〇克，白糖、糖桂花、植物油各適量。

〈作法〉

①山藥洗淨，上大火在沸水鍋內蒸熟，取出剝去外皮，製成山藥泥。

②將豌豆洗淨，煮爛，製成豌豆泥。

③炒鍋上火，放油燒熱，將山藥泥倒入鍋內，翻炒，加白糖再翻炒，直炒至山藥泥水分收乾起酥，倒入圓盤半邊。

④炒鍋再上火，放油燒熱後，倒入豌豆泥，不斷翻炒，放白糖，再翻炒，炒至豌豆泥水分收乾倒在圓盤另半邊。撒上糖桂花即成。

⑤當點心食用，可解毒利水，適用於慢性前列腺炎等症。

第七章　前列腺疾病Q＆A

Q1：何謂前列腺？

A1：前列腺是一種含有纖維組織、肌肉組織與腺體構造的器官，位於膀胱前下方，又稱攝護腺，重約二十公克。由膀胱伸出的尿道穿過前列腺的中央。前列腺內的腺體分泌物可經由分泌管排至尿道。在尿道周圍有一些不屬於前列腺的腺體，稱為尿道周圍腺體。

前列腺是精道經過的所在，因此，中醫稱做「精門」，是男性獨有的器官。

Q2：何謂前列腺肥大症？

A2：事實上，前列腺肥大症並非前列腺內的組織肥大，而是腺體組織的「良性增生」所引起，「增生」即是因細胞數目增加，而使組織尺寸增大。「良性」則是這些細胞並非癌細胞。因此，它是一種良性腫瘤。

一旦腫瘤變大，會迫使尿道拉長而變窄，排尿時要相當用力。結果造成膀胱內的逼尿肌肥大，產生殘尿等各種症狀，而且容易引起細菌感染與結石。同時因為膀胱內壓增加，使得尿由膀胱往上逆流到輸尿管，形成腎盂積水或腎盂炎，嚴重時會因為尿毒症致死。

Q3：前列腺肥大症的主要症狀有哪些？

A3：前列腺肥大症主要是因為尿道阻塞所致。初期時，雖然出現尿意，但是，要經過片刻才能排出尿來，且尿流的口徑變小，尿勢減弱，結束排尿時無法完全排盡，仍有殘尿的感覺。

患者會出現夜間頻尿、小便頻率增加、排尿痛、殘尿、血尿、膀胱結石、嗜睡、噁心、嘔吐、腹瀉、體重減輕、腎盂積水等現象。

Q4：前列腺肥大症的治療一定要開刀嗎？

A4：當患者出現急性尿道完全阻塞而無法排尿時，必須要在膀胱內留置導管以便排尿。若引起細菌感染，則要投與適當的抗生素。通常前列腺肥大症是慢慢的進行，未必每個病人都要立即開刀。不過，一旦出現腎臟功能障礙、殘尿嚴重、尿量大幅減少、夜間頻尿而影響日常生活時，就必須要開刀。

Q5：前列腺癌是如何形成的？

A5：根據統計資料顯示，美國八十歲以上的男性，有二十%~二五%的人罹患前列腺癌，為惡性腫瘤。隨著平均壽命的延長，患者數也逐年攀升。一般認為，雄性激素與雌性激素的平衡失調，與前列腺癌的發生息息相關。

初期在前列腺後面會出現硬的結節，之後癌細胞在前列腺內緩慢增生。通常患者沒有明顯的症狀，待腫瘤長到相當大時，會侵犯膀胱與精囊。癌細胞會經由淋巴系統或血管蔓延到骨骼、肝臟、肺等器官。

Q6：前列腺癌有哪些臨床症狀？

A6：一般而言，有一段時間病患完全無症狀，直到腫瘤變大壓迫到輸尿管或膀胱時，才會出現尿道阻塞的症狀，例如，排尿困難、頻尿、膀胱炎等。早期沒有症狀，所以，很難發現罹患前列腺癌。

Q7：診斷前列腺癌的方法有哪些？

A7：最正確的方法就是做切片檢查，確認是否存在癌細胞。也可以進行骨骼、肺臟的X光攝影，了解是否有癌細胞蔓延。此外，做直腸檢查時，可以在前列腺的後壁摸到硬結節。一旦癌細胞蔓延到淋巴腺，引起淋巴腺腫大而壓迫神經時，會引起下肢痛，這些都是診斷前列腺的方法。

Q8：前列腺癌有哪些治療法？

A8：前列腺癌的治療，以其不同階段時期而有不同的治療，包括手術治療、放射線療法、抗雄性激素療法等。前列腺癌八五％和雄性激素有關，接受抗雄性激素療法，能夠縮小腫瘤，減輕疼痛。

Q9：如何從飲食來預防前列腺癌？

A9：根據研究報告指出，前列腺癌患者多半有不喜歡運動、熱量攝取過剩的傾向。多吃深海魚、富含鋅的食物、番茄、大蒜、燕麥、紅酒、大豆、南瓜、蔓越莓、藍莓、深色蔬菜、綠茶，以及維他命A、B、C、D、E等，能降低前列腺癌的罹患率。

Q10：前列腺疾病患者要遠離哪些食物？

A10：老年人較容易罹患前列腺疾病。中醫師認為，前列腺疾病為腎虛、膀胱氣化不利所致。因此，宜選用具有補氣益腎、活血化瘀、增強免疫力、營養豐富的食物。同時要避開刺激性強的食物和油膩的食物，尤其要減少動物性油脂，也要多喝水。適度的運動也很重要。

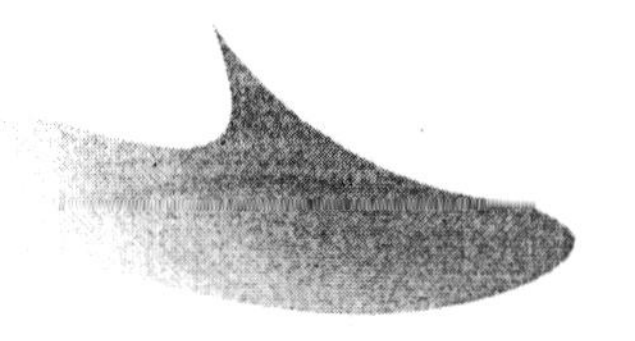

歡迎至本公司購買書籍

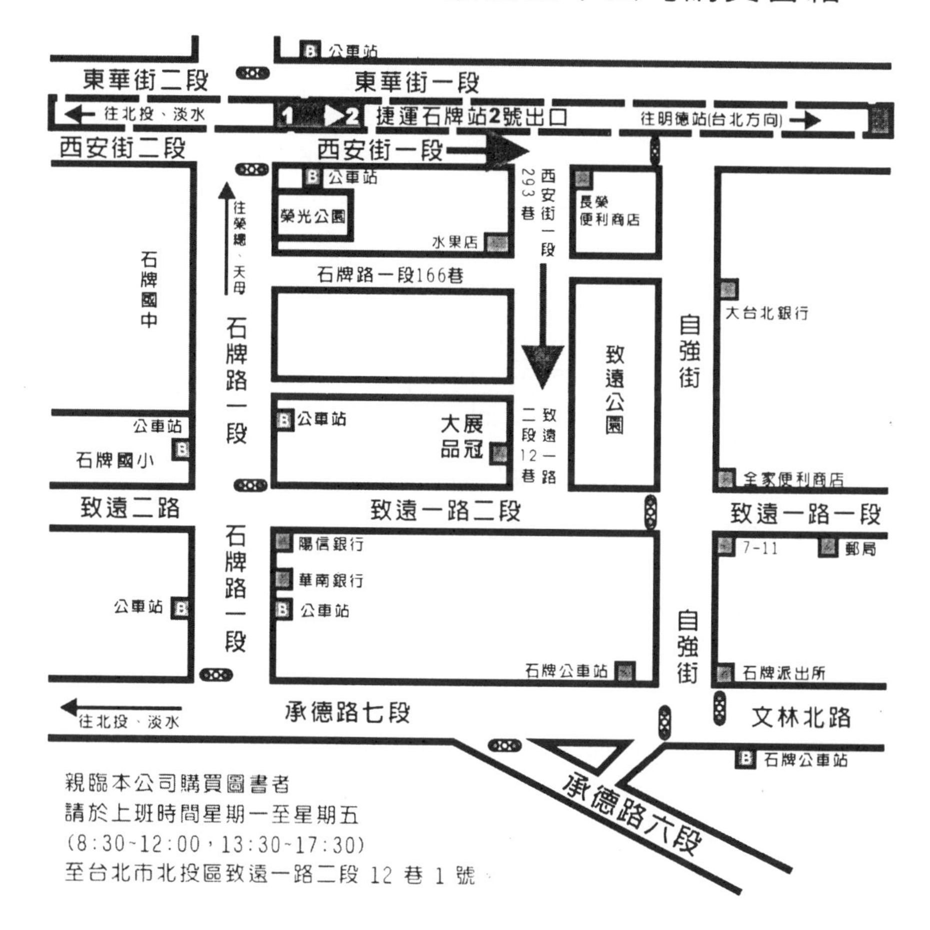

建議路線

1.搭乘捷運．公車

淡水線石牌站下車，由石牌捷運站２號出口出站(出站後靠右邊)，沿著捷運高架往台北方向走(往明德站方向)，其街名為西安街，約走100公尺(勿超過紅綠燈)，由西安街一段293巷進來(巷口有一公車站牌，站名為自強街口)，本公司位於致遠公園對面。搭公車者請於石牌站(石牌派出所)下車，走進自強街，遇致遠路口左轉，右手邊第一條巷子即為本社位置。

2.自行開車或騎車

由承德路接石牌路，看到陽信銀行右轉，此條即為致遠一路二段，在遇到自強街(紅綠燈)前的巷子(致遠公園)左轉，即可看到本公司招牌。

國家圖書館出版品預行編目資料

前列腺健康診療／劉淑玉 編著

—初版—臺北市，大展，民 99.04

面；21 公分—（健康加油站；40）

ISBN 978-957-468-739-8（平裝）

1. 前列腺疾病

415.87 99002412

前列腺健康診療

編著者／劉 淑 玉
發行人／蔡 森 明
出版者／大展出版社有限公司
社 址／台北市北投區（石牌）致遠一路 2 段 12 巷 1 號
電 話／(02) 28236031・28236033・28233123
傳 真／(02) 28272069
郵政劃撥／01669551
網 址／www.dah-jaan.com.tw
E-mail／service@dah-jaan.com.tw
登記證／局版臺業字第 2171 號
承印者／傳興印刷有限公司
裝 訂／承安裝訂有限公司
排版者／千兵企業有限公司
初版 1 刷／2010 年（民 99 年） 4 月
初版 2 刷／2013 年（民 102 年） 11 月
定價／200 元

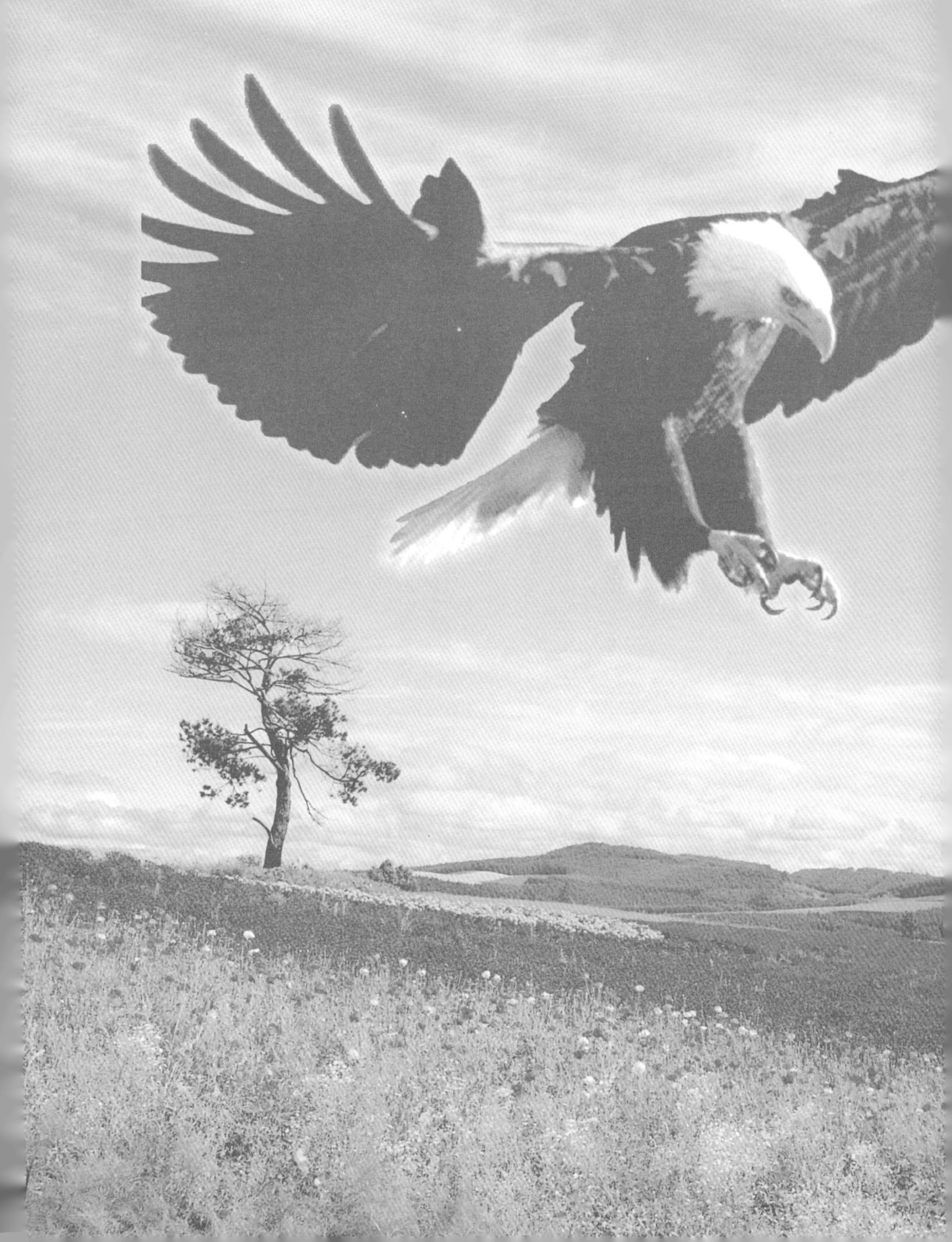